Les Survivantes

ANTHROPOLOGIES & MÉDECINES

Collection dirigée par Alice DESCLAUX & Laurent VIDAL

À l'ère de la mondialisation, les diverses formes de thérapie (ethnomédecines, biomédecine, médecines profanes et savantes, thérapies inspirées par le religieux, pharmacothérapies) sont traversées par des influences multiples, tout en parvenant à se constituer en systèmes de sens et en offres de soins. S'ajustant à l'avancée des techniques, elles attestent de nouvelles constructions sociales du corps et de la vie biologique, et s'affrontent aux évolutions épidémiologiques des sociétés.

La collection « Anthropologies & Médecines » propose des monographies et des analyses ethnologiques comparatives des dispositifs de traitement, de leurs conditions d'émergence, des pathologies et enjeux sanitaires auxquels ils répondent, et de leurs effets sociaux. Elle s'intéresse aux processus locaux ou produits par la confrontation avec les institutions nationales ou transnationales de « santé globale », issus d'assemblages culturels, ou inspirés par des réactions contrastées à la marchandisation du corps et de la santé. Elle aborde également les systèmes de soins comme des complexes sociaux, et accueille de nouvelles approches théoriques de la santé et de la maladie qui conjuguent ce que pensent et ce que font les individus comme les collectifs.

Derniers ouvrages publiés :

POURETTE D., MATTERN C., BELLAS CABANE C., RAVOLOLOMANGA B. (dir.), 2018. *Femmes, enfants et santé à Madagascar. Approches anthropologiques comparées*, Paris, L'Harmattan, 300 p.

KANE H., 2018. *Anthropologie de la santé infantile en Mauritanie. Taire et soigner*, Paris, L'Harmattan, 274 p.

BROQUA C. (dir.), 2018. *Se mobiliser contre le sida en Afrique. Sous la santé globale, les luttes associatives.* Paris, L'Harmattan, 372 p.

Actualités de la collection : <https://www.editions-harmattan.fr/index.asp?navig=catalogue&obj=collection&no=1074>

Thierno Youla SYLLA
Bernard TAVERNE

LES SURVIVANTES

Paroles de femmes guéries de la maladie Ebola en Guinée

Préface de Julienne ANOKO
Postface de Anne Marie MOULIN

L'Harmattan

Ouvrages des auteurs

Sylla T. Y., 2019. *L'Égypte au Noir : les Tribulations d'un Guinéen au Caire*, Paris, L'Harmattan, 260 p.

Desclaux A. & Taverne B. (dir.). 2000. *Allaitement et VIH en Afrique de l'Ouest. De l'anthropologie à la santé publique*, Paris, Khartala, 560 p.

Moulin A. M., Oupathana B., Souphanthong M., Taverne B. (dir.), 2018. *Les voies de l'éthique de la recherche au Laos et dans les pays du Mékong*, Comité d'éthique de la recherche de l'Université des sciences de la santé du Laos, Comité consultatif de déontologie et d'éthique de l'IRD, Marseille-Dakar, Éditions de l'IRD-L'Harmattan-Sénégal, 190 p.

Pour citer cet ouvrage :

Sylla T. Y. & Taverne B., 2019. *Les Survivantes : Paroles de femmes guéries de la maladie Ebola en Guinée*, Dakar, L'Harmattan-Sénégal, 258 p. (coll. "Anthropologies & Médecine", dir. A. Desclaux & L. Vidal).

Ouvrage publié avec le soutien du *Réseau anthropologie des épidémies émergentes* (RAEE).

Illustration de couverture et ornement du texte représentant un masque nimba, dessins originaux : © Anne Mourat 2019.

Le masque nimba représente un buste féminin, dont les significations symboliques et les usages rituels sont variés. C'est l'une des pièces les plus représentatives des arts rituels des Baga, population qui habite l'ouest de la Guinée, le long de la côte atlantique. Ce masque est devenu le symbole de l'identité culturelle baga et plus largement de la Guinée (Curtis M.-Y., Sarro R. 1997. « The "Nimba" Headdress: Art, Ritual, and History of the Baga and Nalu Peoples of Guinea », *Art Institute of Chicago Museum Studies*, 23, 2, pp. 120-133, 196-197).

5-7, rue de l'École-Polytechnique 75005 Paris

http://www.librairieharmattan.com

ISBN : 978-2-343-19197-3
EAN : 9782343191973

REMERCIEMENTS

Cet ouvrage est issu du programme de recherche « PostEboGui – (Re)Vivre après Ebola : évaluation et accompagnement des patients déclarés guéris d'une infection par le virus Ebola en Guinée », réalisé sous la direction du Professeur Moumié BARRY (hôpital de Donka à Conakry & Coordination nationale de lutte contre Ebola) et du Professeur Éric DELAPORTE (IRD, Inserm, université de Montpellier).

Cette recherche a été réalisée en Guinée de mars 2015 à mars 2019 par une équipe associant l'unité mixte internationale TransVIHMI (IRD-Inserm-université de Montpellier) en partenariat en Guinée avec plusieurs services du centre hospitalier universitaire de Donka, l'Institut national de santé publique, les hôpitaux de Macenta, N'Zérékoré et Forécariah, le Laboratoire d'analyse socio-anthropologique de Guinée (Lasag) de l'université de Sonfonia, le Centre de recherche et de formation en infectiologie de Guinée (Cerfig), et avec la participation de l'association Alima.

Le programme a été financé par l'Inserm (Reacting), l'IRD et l'université de Montpellier (Muse). Nous tenons à remercier ces institutions et leurs responsables.

Nos remerciements vont aussi aux nombreuses personnes qui nous ont accompagnés avec générosité, de la réalisation des enquêtes jusqu'à l'écriture, notamment (dans l'ordre alphabétique) : Julienne ANOKO, Aliou BAH, Oumou Younoussa BAH SOW, Alseni BALDE, Aboubacar BANGOURA, Laurent BARBOT, Solene BARBE, Bano BARRY, Eric DELAPORTE, Jean-François DELFRAISSY, Mohamed Maneah DIAKITE, Fatoumata Binta DIENG, Alice DESCLAUX, Souleymane DIOP, Mory DOUMBOUYA, Nounkoumba DOUMBOUYA, Alain EPELBOIN, Jean-François ETARD, Mathieu FRIBAULT, Alpha-Kabinet KEITA, Moustapha KEITA-DIOP, Cécé KPAMOU, Thierno Alimou BARRY, Ousmane FAYE, Sakoba KEITA, Gabrièle LABORDE-BALEN, Jean-Pierre LAMARQUE, Charles H. A. MASSON, René MIGLIANI, Anne Marie MOULIN, Anne MOURAT, Philippe MSELLATI, Dominique NOUVEL, Marc PONCIN, Saïkou Oumar SAGNANE, Maou SAKOUVOGUI, Macire SOUMAH, Mamadou Saliou SOW, Souleymane Jules SOW, Aboubacar Hawa SYLLA, Christian TAVERNE, Abdoulaye TOURE et Laurent VIDAL.

Nous tenons également à rendre hommage à toutes celles et ceux, professionnels de santé et acteurs de la lutte contre l'épidémie, qui ont perdu leur vie pour protéger les nôtres. Enfin, l'expression de notre respect et profonde gratitude va aussi à toutes celles et tous ceux qui ont accepté de se remémorer et de nous transmettre ainsi une part d'elles- ou d'eux-mêmes.

SOMMAIRE

Avant-Propos

Alice Desclaux & Laurent Vidal

La collection *Anthropologies & Médecines* rassemble des ouvrages qui développent une approche scientifique pour identifier les dynamiques sociales et les enjeux de significations autour de la maladie et de la santé. Pour cela, ils mettent en rapport les différents niveaux qui structurent ces rapports à la maladie, de l'individu aux collectifs, en faisant en sorte qu'ils soient abordés à partir d'un thème conceptuel traité de manière transculturelle ou d'un espace ayant une cohérence en termes de socioculture. En tant que travaux d'anthropologie, ces ouvrages sont ancrés dans des données empiriques recueillies lors d'enquêtes de terrain fondées sur l'expérience humaine dont le niveau d'authenticité reflète la qualité de la relation avec l'anthropologue signataire du livre. L'analyse, inductive et déductive, utilise diverses opérations : décrire, nommer, classer, comparer, déduire, généraliser. Jusqu'à présent, la collection a publié des documents dans lesquels cette expérience humaine était rapportée, parfois longuement, après que lui ait été appliquée une forme de montage — au sens que le cinéma donne à ce terme —, de mise en forme, au service de l'analyse.

Pour l'ouvrage *Les Survivantes*, Thierno Youla SYLLA et Bernard TAVERNE ont voulu présenter les récits biographiques de personnes victimes du virus Ebola en Guinée en les conservant dans leur intégralité. Ils souhaitaient ainsi rendre sensible la force des témoignages et transcrire le caractère « total » de l'expérience — que traduit mieux l'anglicisme *compréhensif* signifiant à la fois « complet » et « articulé dans la mise en relation de tous les éléments de signification véhiculés par cette forme narrative ». Ce format renvoie *a priori* à l'ethnologie, discipline de référence de la prestigieuse collection *Terre Humaine*, et permet d'insister sur la composante de compréhension (au sens étymologique du terme de « prendre avec », mobilisant l'empathie) plutôt que sur la composante d'analyse dans l'approche anthropologique. La dimension anthropologique n'est pas absente : elle est introduite par la contextualisation (grâce à un texte préliminaire) et la confrontation à des travaux menés dans d'autres contextes ou objets d'étude.

Nous proposons donc à la lecture un ouvrage formellement atypique au regard des autres volumes de la collection mais qui conserve l'exigence de relater au plus près de ceux qui les vivent les expériences de la souffrance, de la stigmatisation, comme de la résilience et de la solidarité. En ce sens *Les survivantes* enrichit, nous semble-t-il, pleinement le propos de cette collection.

PRÉFACE

Julienne ANOKO *

Les survivantes : Paroles de femmes guéries de la maladie à virus Ebola en Guinée est un ouvrage écrit dans le cadre du programme de recherche PostEboGui initié en 2015 dans le contexte de l'épidémie à virus Ebola d'Afrique de l'Ouest (2014-2016). Plus de 11 800 personnes ont perdu la vie, principalement en Guinée, au Liberia et en Sierra Leone, les trois pays les plus atteints. Dans le domaine des urgences de santé publique, l'épidémie d'Ebola demeure la plus redoutée de par son mode de transmission interhumaine rapide, ainsi qu'à cause de la lourde machine de la réponse sanitaire qu'elle entraîne. Ebola bouleverse entre autres l'intimité des familles, les relations intra- et intercommunautaires, éveillant de profondes et violentes émotions.

L'ouvrage décrit la réponse sociale à l'épidémie Ebola à travers le point de vue de femmes de la région de Guinée maritime. L'épidémie avait démarré bien loin de là, en Guinée forestière, mais elle avait rapidement atteint la région maritime du fait des déplacements des personnes vers la capitale Conakry. Hormis une résurgence isolée en Guinée forestière, la Guinée maritime fut la dernière région du pays à être déclarée indemne.

Les auteurs de l'ouvrage sont Thierno Youla SYLLA, fils de la Guinée, chercheur associé au Laboratoire d'analyse socio-anthropologique de l'université Sonfonia de Conakry, et Bernard TAVERNE,

* Socio-anthropologue, Point focal régional, Programme des urgences, Bureau régional de l'Organisation mondiale de la santé pour l'Afrique.

français, anthropologue et médecin, dans l'unité mixte internationale *Recherches translationnelles sur le VIH et les Maladies Infectieuses* – TransVIHMI (IRD-Inserm-université de Montpellier). Ils se sont rencontrés en Guinée en 2015 alors qu'ils participaient tous deux à la lutte contre l'épidémie.

Ils font le choix de donner la parole à quinze femmes survivantes de la maladie à virus Ebola, et à elles seules, dans un style direct du genre « raconte-moi ton histoire, je t'écoute ». Et chacune d'elle, confiante, enferme celui qui l'écoute dans un espace de confidence. Entre une femme et un homme, c'est une situation peu habituelle dans la société guinéenne.

À l'image de témoignages de combattants/tes et survivants/tes d'une terrible et dévastatrice guerre, les quinze femmes racontent et partagent leurs expériences personnelles de la maladie. Elles témoignent de leurs vies avant, pendant et après la maladie et la guérison. Elles offrent au lecteur/trice un large panorama de la société guinéenne en évoquant les relations sociales, la parenté et le mariage, la vie quotidienne avec le voisinage et la communauté, le monde de la débrouillardise économique, la déchéance, les peurs, l'accès aux soins et les différents choix et itinéraires thérapeutiques, les raisons des choix, etc. Quinze femmes et quinze histoires, à l'image d'un parcours initiatique où les corps physiques et sociaux s'auto-analysent et jaugent leurs capacités de résilience face à l'adversité, même si les séquelles de la maladie sont, chez certaines, encore présentes.

Le lecteur/trice pourra s'étonner de certaines décisions prises par les femmes et leurs proches quand la maladie Ebola les a infectés ou affectés. Pourquoi avoir nié l'existence d'Ebola et avoir attendu la mort d'êtres chers pour y croire ? Pourquoi avoir attendu si longtemps avant d'accepter d'aller dans un centre de traitement ? Pourquoi avoir lavé le corps d'un enfant ou d'un parent tout en sachant qu'on courait le risque de s'infecter ? Pourquoi avoir fui les équipes sanitaires qui venaient apporter leur aide ? Nous pouvons nous poser ces questions, et de nombreuses autres, en lisant les histoires de ces femmes. Ces interrogations sont le reflet de nos propres certitudes, de nos croyances. Par exemple, on peut poser les mêmes questions face aux partisans des ligues anti-vaccins (surtout dans les pays dits développés) alors que les preuves scientifiques sur l'efficacité des vaccins ne sont plus à démontrer pour la prévention, la protection et l'élimination des maladies. Il existe des négationnistes et des amateurs de théories conspirationnistes partout dans le monde. Les femmes, tout comme les anti-vaccins de notre exemple, expriment leur méfiance à l'égard du Gouvernement, du système de santé, des services proposés, de l'arrivée soudaine d'un grand nombre d'étrangers… La faiblesse du système de santé de la Guinée fut l'une des raisons de la tardive identification de l'épidémie en Guinée forestière.

Thierno Youla SYLLA et Bernard TAVERNE ont choisi de donner la parole aux femmes, faisant fi des bruits et de l'effervescence de Conakry, Coyah, Forecariah (pour ne citer que ces quelques villes de la Guinée maritime d'où viennent les femmes). Les femmes parlent avec sincérité dans leur langue avec des mots simples. Elles témoignent de leurs douleurs, des interrogations, des tempêtes et tourbillons émotionnels qui se déclenchent au moment où la maladie les affecte, elles et leurs familles. Elles disent le déni, l'incrédulité, la peur, les hésitations, la résignation parfois face à la répétition des décès.

Les discours de ces femmes permettent une forme de rédemption, d'exorcisme du malheur et offrent un message d'espoir : Il y a une vie même après Ebola. Il y a des séparations consommées, des rancunes familiales non résolues, mais aussi de l'amour retrouvé, des relations apaisées avec des coépouses, dans les familles et belles-familles, de belles expressions de solidarité. Les témoignages sont des mots qui réparent les maux intimes et au-delà tentent de réparer les maux de la société guinéenne.

Les auteurs ont su écouter, ils ont pris le temps nécessaire pour le faire. Dans les urgences en général et notamment celles de santé publique, l'écoute de la population représente la principale recommandation portée par les experts/es en sciences sociales qui travaillent avec les équipes sanitaires. Car trop souvent, sous prétexte de l'urgence, les intervenants veulent faire vite : « il faut y aller ! », entend-on très fréquemment. Mais « aller vite » veut souvent dire faire fi de l'autre et de ses points de vue.

La participation de la population, ce que l'on nomme « l'engagement communautaire » est pourtant indispensable ; elle seule permet l'acceptabilité et l'efficacité de la lutte contre une épidémie.

L'engagement communautaire débute avec l'écoute de la population, avec la volonté de connaître et de comprendre les contextes socio-économiq ues, politiques, historiques, culturels et cultuels, géographiques et environnementaux, les dynamiques sociales internes et externes, les conflits intra- et intercommunautaires, etc. Il s'agit de considérer les communautés non plus comme de simples « bénéficiaires » des interventions, mais des partenaires, acteurs des interventions. Écouter, c'est également placer l'humain au cœur des interventions, afin de traiter les personnes avec dignité et respect, d'« humaniser » les pratiques sanitaires pendant les urgences. Il faut pour cela prendre le temps de communiquer, d'écouter, de partager et faire preuve d'empathie. Humaniser les interventions en situation d'urgence, c'est indéniablement le message que nous donnent Thierno Youla SYLLA et Bernard TAVERNE à travers leur ouvrage.

À la fin de chaque histoire de femmes, les auteurs offrent une analyse des principales problématiques de santé publique qui émergent des récits ; ils rappellent les chaînes de transmission, les modes de contamination, mais aussi et surtout la réalité d'Ebola en tant que « maladie de l'intimité sociale » qui pose les défis de son contrôle. Les interventions de santé publique n'échappent pas à l'emprise et aux influences positives ou négatives de la globalisation de la communication et des réseaux sociaux ; les intervenants doivent s'adapter aux dynamiques de la globalisation pour espérer arriver à l'indispensable engagement des communautés dans la lutte contre les maladies émergentes et réémergentes.

L'ouvrage de Thierno Youla SYLLA et Bernard TAVERNE est unique en son genre et on espère que l'empathie des auteurs ouvre une nouvelle voie dans les relations humanistes et équilibrées entre les femmes et les hommes, sans préjugés et sans complexes, pendant les urgences de santé publique, voire au-delà. C'est enfin un hymne au courage des mères, épouses et femmes citoyennes militantes qui portent la société guinéenne et africaine sur leurs têtes et dans leurs cœurs ; c'est une marque de respect à celles qui soignent, donnent et perdent la vie (même pendant Ebola), protègent, protestent, refusent le silence et ont le courage de manifester bruyamment dans les rues de Conakry et autres villes de Guinée pour réclamer de meilleures conditions de vie pour elles et pour leurs enfants, y compris dans des rues et stades où leurs pagnes et leurs corps sans vie ont été parfois ramassés.

Présentation

Thierno Youla SYLLA & Bernard TAVERNE

Que signifie « avoir été malade d'Ebola » ? Comment vit-on après avoir été confronté à cet événement à tel point imprévisible que personne semble-t-il, autour de soi, n'avait jusqu'alors tenté de s'en prémunir ? Comment explique-t-on sa survenue ? Comment cette maladie bouscule-t-elle le quotidien, les agencements et les équilibres familiaux, les relations sociales avec le voisinage ou celles plus lointaines ?

Ce livre rapporte les paroles de femmes qui ont été malades d'Ebola en Guinée, lors de l'épidémie de 2013 à 2016. L'objectif est de comprendre. Comprendre en portant l'attention au plus près des expériences vécues par ces femmes et des interprétations qu'elles en donnent. Comprendre leur point de vue, leur réaction, leur décision, la manière dont elles ont vécu leur maladie et interprété l'épidémie à laquelle elles ont été confrontées. Les raisons qui ont conduit à choisir uniquement des paroles de femmes sont explicitées plus loin.

Ces récits permettent aussi d'appréhender quelques-uns des éléments culturels et sociaux qui ont guidé les réactions de la société guinéenne confrontée à Ebola. L'analyse anthropologique qu'ils permettent apporte un éclairage sur des aspects clés de la réponse collective à l'épidémie. Cette analyse révèle les liens étroits entre l'ordre social et l'épidémie, la manière dont se conjuguent l'épidémie en tant qu'événement bio-écologique et l'organisation sociale dans son ensemble ; elle permet d'expliciter les réactions individuelles à travers leur enchâssement collectif, et la construction des décisions collectives dans les valeurs et les usages sociaux dominants. Ce point de vue anthropologique vient en complément d'autres travaux conduits à propos de cette épidémie [1].

Mars 2014, l'émergence d'une épidémie à virus Ebola est repérée en Guinée forestière. Rapidement, des cas sont signalés dans la capitale Conakry. En quelques semaines l'épidémie touche aussi la Sierra Léone puis le Libéria. Plus tard, quelques cas sont identifiés au Nigéria, au Mali et au Sénégal, mais l'épidémie ne s'y développera pas. Plus loin et plus tard encore, des cas seront signalés aux États-Unis d'Amérique (sept. 2014) et en Espagne (oct. 2014) ; quelques personnes atteintes par la maladie en Sierra Léone ou au Libéria seront transportées et traitées en Europe (Allemagne, Angleterre, Espagne, France, Italie).

L'OMS a déclaré la fin de l'épidémie en août 2016. Le décompte final fera état de 28 646 cas, dont 11 323 décès. Les trois pays les plus touchés furent la Sierra Léone (14 124 cas, 3 956 décès), le Libéria (10 675 cas, 4 809 décès), et la Guinée (3 814 cas, 2 544 décès).

En Guinée, l'épidémie s'est propagée de manière inégale : 744 cas ont été enregistrés dans la préfecture de Macenta en Guinée forestière ; 611 et 485, dans les préfectures de Conakry et de Forécariah en Guinée maritime. Certaines préfectures n'ont eu qu'un ou deux cas. Sur les trente-trois préfectures que compte le pays, sept sont finalement restées indemnes pendant toute la durée de l'épidémie [2].

La reconnaissance de l'ampleur de l'épidémie, tant par les autorités sanitaires nationales qu'internationales, a été lente. Les équipes de Médecins sans frontières (MSF) furent les premières, avec l'OMS, à accompagner les autorités nationales des trois pays dans l'organisation de la lutte contre l'épidémie. MSF signalait dès le 31 mars 2014 que l'épidémie était « sans précédent », puis alertait le 23 juillet 2014 en affirmant qu'elle était « hors contrôle ». Le 8 août 2014,

---

1. Parmi les dossiers ou numéros spéciaux, on peut citer notamment : *Cultural Anthropology*, 2014 ; *Limn*, 2015 ; *Humanitaire*, 2015 ; *Anthropologie et santé*, 2015 ; *Alternatives Humanitaires*, 2016 ; *Bulletin de la Société de Pathologie Exotique*, 2016 ; *Anthropology in Action*, 2017 ; *Santé publique*, 2017 ; *Anthropological Quarterly*, 2017.
2. Une histoire de l'épidémie à virus Ebola en Guinée, couvrant la période de décembre 2013 à février 2016, est proposée par Adrien ABSOLU (2016).

environ 1 700 cas étaient recensés dans les trois pays, l'OMS qualifiait alors l'épidémie « d'urgence de santé publique de portée internationale ». Dès lors une mobilisation internationale inédite se constituait : organismes des Nations unies, coopérations bilatérales, organisations non gouvernementales et associations diverses vont proposer leur participation, soulevant un véritable défi de coordination pour les acteurs nationaux en charge de la réponse à l'épidémie.

La survenue d'une épidémie à virus Ebola en Guinée a suscité étonnement et inquiétude chez tous les acteurs de santé nationaux et internationaux. Étonnement tout d'abord, car depuis l'observation de la première épidémie en 1976 dans le nord de la République démocratique du Congo, et hormis la survenue d'un cas isolé en Côte-d'Ivoire en 1994, les épidémies à virus Ebola avaient été décrites jusqu'alors uniquement dans des pays d'Afrique centrale (Gabon, Ouganda, République démocratique du Congo, Soudan) ; rien ne laissait prévoir l'apparition d'une épidémie à virus Ebola en Afrique de l'Ouest. Inquiétudes ensuite quant à l'impact de l'épidémie au regard des taux de mortalité variant de 60 à 90 % lors des épidémies précédemment décrites, de la possible extension de l'épidémie liée à une diffusion urbaine, et de la propagation vers les pays voisins. Ces inquiétudes étaient exacerbées par des représentations fondées sur des connaissances scientifiques imprécises du virus, de la maladie et de l'épidémie. Le virus Ebola était alors principalement connu comme l'un des agents pathogènes nécessitant le plus haut niveau de biosécurité dans les laboratoires, objet de simulations d'attaque bioterroriste et de scénarios de film catastrophe mettant en scène l'apocalypse mondiale liée à une soudaine diffusion planétaire. Les inquiétudes étaient aussi liées au fait que très peu de professionnels de santé, en Guinée comme au niveau international, avaient une expérience de lutte contre une épidémie à virus Ebola. Seules quelques personnes en lien avec l'OMS et MSF avaient participé à la gestion d'épidémies antérieures en Afrique centrale.

La lutte contre l'épidémie s'est traduite par une avalanche de recommandations et d'injonctions à l'égard de la population : isolement des malades, surveillance et contrôle du déplacement des personnes qui ont été en contact avec un malade, obligation de déclaration des décès, dépistage systématique et enterrement des corps selon des procédures spécifiques, etc. Ces mesures ont souvent été peu et mal expliquées, surtout dans les premiers temps de l'épidémie. Mal comprises, elles ont fait l'objet de nombreux conflits. Ces conflits, parfois très violents, ont opposé la population aux agents de la lutte contre l'épidémie. Ils se sont répétés à maintes reprises en divers endroits du pays à mesure de la survenue de cas dans des lieux jusque-là indemnes.

Les premiers messages d'information destinés à la population insistaient sur le caractère incurable et rapidement mortel de la maladie. Ils ont suscité incrédulité et angoisse dans la population générale. La diffusion de photos d'agents de santé en « tenue de cosmonautes », les pratiques de désinfection, la mise en place de centres spécialisés pour l'isolement et le traitement des malades, et le décompte hebdomadaire du nombre des malades et des décès ont alimenté la peur. La peur s'est propagée à l'ensemble de la population, au point où l'on a pu évoquer une « épidémie de la peur » précédant la survenue des premiers cas.

La peur d'Ebola a été omniprésente pendant toute la durée de l'épidémie, jusqu'à même entraîner des réactions sociales qui ont parfois favorisé la propagation de la maladie. Les professionnels de santé engagés dans la lutte contre l'épidémie et dans la prise en charge des malades en subirent eux aussi l'impact au niveau personnel, mais aussi l'influence pour prendre certaines décisions de santé publique (HOFMAN & AU, 2017). Le climat de peur a aussi rapidement provoqué la méfiance de la population envers tous les acteurs de la lutte contre l'épidémie, puis à l'égard des personnes qui avaient survécu à la maladie.

La plupart des réactions sociales observées en Guinée en réponse aux mesures sanitaires avaient été déjà décrites par les anthropologues lors des épidémies antérieures dans les pays d'Afrique centrale. L'adaptation des réponses de santé publique aux contextes culturels et sociaux, la mise en œuvre de pratiques de soins respectueuses des personnes en adéquation avec les conceptions locales, la nécessité d'approches compréhensives à travers un dialogue constant avec la population, faisaient partie des recommandations produites par des anthropologues depuis le début des années 2000 (FORMENTY *et al.*, 2003 ; HEWLETT *et al.*, 2005 ; HEWLETT &

HEWLETT, 2007)[3]. Mais l'ampleur de l'épidémie en Afrique de l'Ouest a rendu leur application difficile du fait de la diversité et des particularités de chaque régions et populations atteintes.

Pendant toute la durée de l'épidémie, le traitement médical de la maladie Ebola a suscité un ensemble d'interprétations et de pratiques particulières, tant dans la population et les malades, que chez les acteurs de la lutte contre l'épidémie et les agents de santé en charge des soins aux personnes atteintes.

Les messages initiaux affirmant l'absence de vaccin et de médicament spécifique ont alimenté une forme de suspicion et de défiance d'une partie de la population à l'égard des acteurs de la santé en charge de l'épidémie. En l'absence de médicament, à quoi bon accepter d'être conduit dans un centre de traitement ? La forte proportion des personnes qui y perdaient la vie était considérée comme une preuve que les malades n'y étaient pas réellement soignés.

La prise en charge thérapeutique de la maladie consiste principalement en des traitements symptomatiques contre la fièvre, les douleurs, nausées, vomissements, diarrhées, anxiété et autres symptômes, à l'aide de médicaments courants, et à fournir des soins palliatifs lorsque nécessaire (OMS, 2014). En pratique, les conditions de travail au sein des espaces « à haut risque » où sont hébergés les malades ont un impact majeur sur la réalisation des soins et les relations entre les soignants et les malades. Les équipements de protection individuelle (*Épi** [4]) que doivent porter les agents de santé et l'application des protocoles de biosécurité compliquent les gestes médicaux même les plus simples ; ils accroissent le sentiment d'isolement et l'anxiété des malades. Fournir des soins de bonne qualité, dans l'attention et le respect des besoins physiques et psychologiques des personnes malades a constitué un défi permanent dans

---

3. En France, Alain EPELBOIN (CNRS, MNHN) a été à l'origine des principales recherches anthropologiques sur les fièvres hémorragiques virales (Ebola, Marburg) en Afrique centrale depuis le début des années 2000. Il est l'auteur des premières recommandations visant à adapter les pratiques de santé publique aux contextes sociaux et culturels (par exemple sur les pratiques d'inhumation). Il a développé un usage de la vidéographie permettant un travail de communication au plus proche de la population en temps d'épidémie, et produit un ensemble de documents vidéographiques utilisés comme support de formation (cf. <https://www.canal-u.tv/auteurs/epelboin_alain>.
4. Les mots suivis d'un astérisque renvoient au lexique en fin d'ouvrage.

les centres de traitement, et a été le sujet de réflexions critiques parmi les acteurs nationaux et internationaux responsables de l'organisation des soins et de la lutte contre l'épidémie (MSF, 2015). Des questions majeures ont aussi été discutées à propos de l'usage de médicaments expérimentaux ou non encore homologués, et des conditions pratiques et éthiques de la réalisation d'essais cliniques en contexte épidémique.

Très précocement les professionnels de santé qui assurent les soins sont témoins des nombreuses difficultés auxquelles sont confrontées certaines personnes guéries lorsqu'elles reviennent dans leur famille. En plus de la souffrance psychologique liée à la perte fréquente de plusieurs proches, et de l'impact catastrophique de la maladie sur l'économie familiale, des personnes guéries d'Ebola se retrouvent en butte à la méfiance, voire au rejet par les autres membres de leur famille, leurs voisins du quartier ou parfois l'ensemble des habitants de leur village.

Les personnes guéries inspirent la peur et le soupçon. Peur quant au fait de pouvoir encore transmettre la maladie ; soupçon d'être à l'origine du malheur en ayant apporté la mort. Certaines sont aussi accusées d'avoir réchappé à la mort au prix du sacrifice des victimes, y compris de leurs proches (époux/épouse ou enfants). Fréquentes, les réactions de discrimination peuvent aller jusqu'à la mise à l'écart complète, au bannissement. Des personnes sont chassées de leur logement, de leur village, de leur travail.

Les équipes de prise en charge organisent alors les retours à domicile. Elles délivrent des « certificats de guérison », font don de divers objets de première nécessité, délivrent un pécule. Elles accompagnent les personnes à leur domicile en établissant des rituels sociaux qui associent les autorités locales et les chefs de famille ; elles témoignent de la non-dangerosité de la personne guérie par des accolades publiques.

Malgré tous les efforts déployés, ces accompagnements ne peuvent être réalisés pour chaque personne guérie ; du reste, toutes ne le souhaitent pas. Et il y a aussi, bien sûr, des retours à domicile plus simplement dominés par le soulagement partagé de la guérison.

Un peu plus d'une année après le début de l'épidémie, lorsqu'elle commence à décroître en mai 2015, l'attention se porte vers les personnes guéries et les proches de celles qui ont été malades. On commence à évaluer l'impact de l'épidémie sur les personnes, les familles, la collectivité. Plusieurs centaines de familles sont touchées. Certaines sont littéralement anéanties par la maladie lorsqu'il ne reste plus qu'une ou deux personnes dans une habitation (cour ou concession) qui comptait une vingtaine d'individus. On commence à faire le décompte des enfants orphelins. Pour la seule Guinée, ils seront estimés à 6 200.

Diverses initiatives de soutien aux personnes guéries ou affectées par la maladie Ebola ont été progressivement mises en place par des institutions internationales, des organismes d'aide publique étatique, des ONG internationales ou nationales, et diverses associations caritatives. La nature des aides, la définition des personnes secourues (enfants, femmes, veuves, personnes âgées…), les aires géographiques sont alors très variables. Une coordination des institutions d'aide a été mise en place seulement quatorze mois après le début de l'épidémie. Certaines interventions « humanitaires » très médiatisées ont pu laisser penser que toutes les personnes guéries recevaient une aide ; de leur côté, nombre d'entre elles ont longtemps affirmé n'avoir rien reçu.

Dans l'histoire connue des épidémies à virus Ebola, jamais auparavant une épidémie n'avait atteint une telle ampleur avec comme corollaire un tel nombre de personnes guéries. Peu d'attention fut initialement accordée aux personnes guéries — l'urgence épidémique focalisait toutes les interventions. Toutes les personnes guéries sans exception ont le sentiment vif d'avoir échappé de peu à la mort. Mais, bien qu'officiellement guéries, la plupart d'entre elles se plaignent de divers troubles physiques et psychiques persistants apparus depuis leur maladie. En fait, d'un strict point de vue médical, l'impact immédiat et à long terme de la maladie à virus Ebola est à peu près inconnu et aucune prise en charge spécifique n'est alors proposée.

C'est avec la double ambition d'évaluer l'impact de la maladie et de proposer une prise en charge médicale aux personnes guéries d'Ebola qu'est défini et mis en place le programme PostEboGui (cf. *infra*). Les témoignages présentés ici ont été recueillis à l'occasion de ces recherches auprès de personnes guéries : des femmes et hommes de tous âges qui ont accepté de se remémorer et de raconter leur maladie. Ces personnes résidaient au moment de l'épidémie dans la région côtière du pays (Guinée maritime également nommée Basse Guinée).

Un ouvrage implique toujours des choix éditoriaux. Dans celui-ci, nous en avons opéré essentiellement trois.

Le premier tient à restituer chaque témoignage sous la forme d'un récit singulier. Il s'agit de proposer le point de vue du locuteur, de permettre au lecteur d'approcher au plus près la logique et la rationalité qui conduisent chaque décision, de retrouver l'enchaînement et la chronologie des événements. Toutes les étapes de l'histoire d'une maladie, depuis les premiers signes, les modalités du diagnostic, les choix thérapeutiques, les interprétations de la guérison, la place accordée par l'entourage à la personne guérie, etc. se construisent à travers les interactions de la personne malade avec son entourage et, plus largement encore, sous l'influence de l'ensemble des règles sociales qui régissent la vie en collectivité. Les configurations répondent souvent à des modèles généraux (comme le rôle des femmes dans les soins aux personnes malades), mais elles sont aussi variables en fonction des aléas de la vie des individus, de leur famille, de leur groupe social.

Cela est encore plus manifeste dans le cas d'une maladie contagieuse en période d'épidémie. Les événements s'enchaînent sous l'influence des relations interhumaines. Le devenir de la personne malade est lié étroitement à celui de son entourage, pas seulement les personnes avec lesquelles elle cohabite, mais aussi celles du voisinage ou d'autres bien plus éloignées résidant dans le pays ou même à l'étranger, y compris les lointains acteurs de la santé globale.

La personne qui raconte l'histoire de sa maladie la situe spontanément dans le fil du récit de sa vie. Elle désigne les personnes qui ont conduit aux principales décisions, elle précise les raisons des choix opérés. Nombre de ses choix n'ont pas grand lien avec la maladie elle-même, ou avec la volonté de la personne malade, mais répondent à des formes d'injonctions sociales auxquelles l'individu ne peut se soustraire.

Chaque récit met l'accent sur une dimension particulière, éclaire une facette du vivre ensemble. Chaque histoire offre un point de vue partiel sur la société. Leur juxtaposition permet un dévoilement progressif, l'élaboration d'une compréhension plus large. Le témoignage répond à une tentative de faire voir le monde à travers le regard de qui raconte ; il permet de restituer une part de l'expérience émotionnelle liée aux événements, part qui éclaire aussi l'enchaînement des décisions individuelles et collectives.

Le second choix tient dans la présentation de témoignages de femmes exclusivement. Dans les premiers mois de l'épidémie, les femmes semblent plus touchées par la maladie que les hommes. En octobre 2014, au Libéria, la ministre du Genre affirme « que 65 % des personnes malades [sont] des femmes » [5]. Des données provenant de Guinée en novembre 2014, montrent une répartition des cas (et des décès) entre 53 % de femmes et 47 % d'hommes (MIGLIANI, 2014). La première synthèse fournie par l'OMS en février 2015, conclut que les taux de contamination sont identiques pour les deux sexes dans les trois pays (WHO, 2015). Cependant, les analyses plus précises réalisées en Guinée à la fin de l'épidémie montreront que si la proportion des cas de malades selon les sexes n'est pas différente de la proportion de femmes et d'hommes dans la population générale, on observe « qu'au delà de quarante ans les femmes sont effectivement plus souvent malades que les hommes » (MIGLIANI, 2015).

La principale hypothèse à cette observation est relative au rôle des femmes dans les soins aux personnes malades dans les familles, rôle qui leur est d'autant plus facilement confié qu'elles sont plus âgées ; ce rôle les expose, plus que toute autre personne, à une contamination. De plus, en focalisant l'attention sur les récits de femmes dans cet ouvrage, nous mettons en avant leur point de vue pour comprendre comment se conjuguent les statuts et rôles sociaux féminins avec l'épidémie d'Ebola.

Enfin, le troisième choix est celui de la présentation des témoignages sous la forme d'un monologue. Il s'agit bien sûr d'un artifice littéraire. Il est nécessaire de revenir tout d'abord sur les conditions

5. EBOLA DEEPLY, 2014. « Ebola and Women: Julia Duncan-Cassell, Liberia's Minister of Gender », mis en ligne le 30 oct. 2014, <http://archive.eboladeeply.org/articles/2014/10/6411/ebola-women-julia-duncan-cassell-liberias-minister-gender/>.

de recueil des témoignages. Toutes les personnes qui racontent leur histoire sont prévenues qu'il s'agit d'une enquête à partir de leur récit, et qu'avec leur accord celui-ci est enregistré. Les refus ont été rares. Les entretiens sont tous conduits par Thierno Youla SYLLA et se tiennent dans la langue d'usage de la personne sollicitée (soussou le plus souvent, mais aussi parfois pulaar, malinké ou français). L'invitation initiale est : « Racontez-moi comment ça s'est passé… ». Les récits se construisent alors spontanément, au gré du cheminement de la pensée et des échanges dans le dialogue. Ils sont ensuite traduits en français et transcrits.

Le passage de l'oral à l'écrit transforme une énonciation sous la forme d'un texte. Ce passage est ici précédé d'une traduction. Ces deux transformations — oral/écrit, langage courant/français — ne conduisent pas à un texte écrit de lecture aisée. Le texte a donc été remanié sous la forme d'un monologue, tout en restant au plus près de la forme et des expressions employées par les femmes elles-mêmes, grâce aux compétences linguistiques de Thierno Youla SYLLA.

Les propos rapportés le sont donc à travers plusieurs niveaux d'interprétation, condition indispensable à notre compréhension. L'ambition est d'être le plus proche possible du contenu, ce que n'apporte pas nécessairement une transcription mot-à-mot. Un autre artifice consiste à fondre les témoignages dans une forme narrative identique pour chaque récit. Cette forme comprend trois parties : la première (« Avant ») rapporte les informations sur la personne et son ménage ; la seconde (« Pendant ») se consacre à l'histoire de la maladie (les circonstances de la contamination, la maladie puis le traitement) ; la troisième (« Après ») évoque le retour à domicile et le présent. Par ailleurs, chaque témoignage est précédé par un ou plusieurs paragraphes nommés « Contexte » qui rapportent les principaux éléments de l'histoire de l'épidémie correspondant au moment du récit de chaque femme. L'ordre de présentation des témoignages, leur succession, répondent exactement aux dates auxquelles sont survenus les événements relatés par rapport à la chronologie de l'épidémie. Enfin, chaque témoignage conduit à un « Commentaire » permettant d'expliciter un aspect particulier abordé par le témoignage.

Cette construction offre plusieurs niveaux possibles de lecture : la lecture des seuls paragraphes « Contexte » et du chapitre intitulé « La fin de l'épidémie » propose une histoire épidémiologique et sociale abrégée de l'épidémie ; la lecture seule des témoignages, soit à travers le témoignage complet, soit en fonction des moments (« Avant », « Pendant », « Après ») facilite les comparaisons ; soit enfin, les « Commentaires » seuls, choisis à partir du thème qu'ils développent, fournissent un point de vue analytique orienté vers la préparation de la réponse aux épidémies, dans une perspective opérationnelle.

Finalement, les quinze thèmes abordés sont : les causes et le sens de la maladie ; les retards de diagnostic ; la peur et la méfiance à l'égard des centres de traitement Ebola (CTE) ; les chaines de transmission de la maladie ; la stigmatisation et la discrimination des personnes guéries ; le téléphone portable et internet, outils de socialisation de la maladie ; les guéris d'Ebola et les patients experts ; l'impact économique d'Ebola pour les familles atteintes ; le lévirat comme dispositif de protection sociale ; les enterrements dignes et sécurisés ; les séquelles de la maladie ; les dispositifs de soutien social pour les personnes guéries ; l'essai vaccinal contre la maladie Ebola et l'éthique de la recherche ; l'indemnisation des familles de professionnels de santé décédés ; l'incompréhension et la coercition dans la réponse à l'épidémie.

Les femmes dont les témoignages sont rapportés ici ont donné à deux reprises leur accord pour la publication de leurs propos : la première fois, au moment de l'entretien initial ; puis plus tard, en octobre 2016, lorsque le projet de rassembler ces témoignages sous la forme d'un livre a été décidé, nous les avons invitées pour connaître leur avis sur cette démarche. Des lectures de différents témoignages ont été réalisées en soussou afin de présenter et discuter le contenu des textes. Une seule personne a demandé que son témoignage ne soit pas mentionné. Les autres ont confirmé leur accord, certaines affirmant que « cela permettra à nos enfants de savoir ce que nous avons vécu ». Il a été convenu de maintenir l'anonymat des personnes ; pour ce faire tous les prénoms et les noms de quartier ou de village sont fictifs ; en revanche, nous avons conservé les noms réels des préfectures, des régions et des centres de traitement Ebola.

PostEboGui

Le programme de recherche opérationnelle PostEboGui a été mis en œuvre par l'unité mixte internationale TransVIHMI (IRD-Inserm-université de Montpellier) en partenariat en Guinée avec plusieurs services du centre hospitalier universitaire de Donka, l'Institut national de santé publique, les hôpitaux de Macenta, N'Zérékoré et Forécariah, l'association Alima, le Laboratoire d'analyse socio-anthropologique de Guinée (Lasag) de l'université de Sonfonia, et, en France, avec l'Unité de biologie des infections virales émergentes de l'Institut Pasteur de Lyon, la Plateforme d'immunomonitoring Inserm U955 et le Laboratoire de génétique humaine des maladies infectieuses Inserm U980. Le programme a été financé par l'Inserm (Reacting), l'IRD et l'université de Montpellier (Muse).

Ce programme vise à décrire les conséquences médicales et socio-anthropologiques de la maladie tout en permettant un accès aux soins des personnes guéries à travers des consultations médicales pour lesquelles l'ensemble des soins, médicaments, examens complémentaires, hospitalisations sont fournis gratuitement. Les dépenses de déplacement entre le domicile et les sites de consultation sont également remboursées et une bourse de soutien financier est accordée aux personnes en situation de grande vulnérabilité économique avant de les orienter vers des dispositifs spécifiques.

En mars 2015, PostEboGui débute à Conakry, puis s'étend à Macenta, N'Zérékoré et Forécariah. Avec le soutien des associations de personnes guéries, l'information sur ce programme circule rapidement. PostEboGui devient le principal dispositif de suivi médical des personnes guéries d'Ebola de Guinée (puis le seul, après le retrait de MSF en septembre 2016 et de Alima en juin 2017). Au total, sur les 1 270 personnes guéries d'Ebola recensées dans le pays, 802 (enfants et adultes) ont été suivies par PostEboGui.

Les recherches socio-anthropologiques de ce programme visent à analyser l'impact individuel et collectif de la maladie. L'objectif est de décrire le vécu de la maladie, du traitement et de la guérison (les circonstances de contamination, les itinéraires de soins avant et après un centre de traitement Ebola), les modalités de réadaptation à la vie quotidienne et de resocialisation, ou au contraire les situations de discrimination et d'exclusion en lien avec la maladie, selon le genre ou selon l'âge. Une enquête spécifique est réalisée auprès des professionnels de santé contaminés pendant leurs activités professionnelles. L'ambition de ces recherches est de renseigner les autorités sanitaires et sociales sur les besoins des personnes, de les accompagner dans la définition de solutions, et de produire des connaissances pour améliorer le dispositif international de lutte contre le virus et de gestion d'épidémies.

Les entretiens au cours desquels les personnes témoignent de leur vécu, de leur expérience subjective des événements, constituent un des éléments principaux des méthodes d'enquêtes socio-anthropologiques. Des entretiens ont été aussi réalisés avec différents acteurs sociaux impliqués dans la lutte contre l'épidémie d'Ebola (responsables de quartiers ou de villages, d'institutions nationales et internationales, associations, ONG, etc.).

Le programme PostEboGui a été clos le 31 mars 2019. Tous les participants de la cohorte ont été préalablement informés de la fin des activités, ainsi que l'Apeguaeg (Association des personnes guéries et affectées d'Ebola en Guinée). En fonction de leur état de santé, et de leur éventuel besoin de prise en charge, des personnes ont été orientées vers des structures de soins adéquates. Des sessions de présentation collective des résultats de cette recherche ont été réalisées sur différents sites de prise en charge.

Des informations complémentaires sont disponibles sur le site : <https://postebogui.wordpress.com/>.

Les témoignages

NAMARY

Les gens ont dit que c'était un mauvais sort

CONTEXTE

En mars 2014, les premières nouvelles arrivées de la Guinée forestière furent alarmantes. Des articles de presse affirmaient que « les communautés ont assisté à des scènes effrayantes où les gens sont morts avec des signes d'hémorragie ». Ces articles répétaient que le taux de mortalité était de 90 %, et « qu'il n'existait aucun vaccin ni remède contre le virus Ebola ». Au lendemain de la déclaration de l'existence de l'épidémie à virus Ebola dans le pays, le 24 mars 2014, le ministère de la Santé de Guinée annonçait, entre autres mesures, la nécessité de procéder à des enterrements sécurisés pour les personnes décédées d'Ebola, cette mission étant confiée aux agents de la Croix-Rouge guinéenne. Dix jours plus tard, cette mesure était complétée par une « interdiction de déplacement des cadavres » pour l'ensemble du pays et de l'obligation de réaliser un test diagnostic d'Ebola de tout cadavre afin d'identifier les décès liés à cette maladie. Une ambiance dominée par l'incrédulité, l'inquiétude, puis la peur s'est immédiatement installée. Le 29 mars 2014, le Sénégal ferme sa frontière terrestre avec la Guinée ; le 31 mars, le consulat de Chine annonce sa fermeture ; début avril 2014, la compagnie aérienne Emirates suspend ses vols pour Conakry : des familles d'expatriés envisagent de faire partir les femmes et les enfants… Le président de la République s'est adressé à la nation à la fin mars pour proclamer l'engagement du Gouvernement et l'appui de la communauté internationale dans la lutte contre la maladie. Après avoir initialement annoncé que la maladie était mortelle et sans traitement possible, les autorités sanitaires tentent de rassurer la population en énonçant les mesures de protection (lavage des mains, limitation des rites funéraires, isolement des malades) mais peinent à faire passer le message que toutes les personnes atteintes ne décèdent pas. À Conakry, un site de prise en charge des malades a été ouvert à l'hôpital de Donka dès le 25 mars 2014. À la fin avril 2014, on compte 210 cas dans le pays dont 167 décès. Après une accalmie vers la mi-mai, l'épidémie semble repartir, il y a eu 113 nouveaux cas dans le pays en mai dont 74 décès, et déjà au total plus d'une cinquantaine de malades dans la ville de Conakry.

C'est au mois de mai 2014 que Namary et sa famille, qui résident à Conakry, sont confrontés à la maladie. Namary est hospitalisée dans le centre de traitement Ebola de Donka à la fin mai 2014. Elle raconte son histoire dix-neuf mois plus tard.

…AVANT

J'ai trente-cinq ans,
je viens du quartier Nounkoudou, à Conakry.
J'étais la troisième femme de mon défunt mari qui avait quatre femmes.
J'ai quatre enfants, deux garçons, deux filles.
Âgés entre douze ans et dix-huit ans.

Mon mari était avant tout un ami d'enfance.
Nous avons grandi ensemble dans le même quartier.
Depuis que nous étions très petits,
nous étions d'accord et nous nous aimions.
Un peu plus âgé que moi, il était mon petit ami.
Quand il a voulu se marier, je n'avais pas encore atteint l'âge de me marier.
Il a alors épousé une autre.
Comme nous étions destinés l'un à l'autre, nous avons fini par nous marier.

Pendant

Tamsir, le jeune frère de mon mari, de même mère même père,
est tombé malade du palu [1].
Ses frères et lui en étaient souvent victimes.
Ils partaient se soigner à l'hôpital des Chinois [2].
Entre-temps, un malade de la forêt y avait été hospitalisé.
Nous avions entendu parler d'une maladie en forêt,
mais elle n'était pas arrivée à Conakry.
Ce malade était dans la même salle que le jeune frère de mon mari.
Après, il y a eu beaucoup de morts parmi le personnel de l'hôpital.

Quelques jours plus tard, mon beau-frère a quitté l'hôpital.
Il souffrait toujours du palu et il était de plus en plus faible.
Il se couchait sous des couvertures.
Je lui ai dit : « Mais qu'est-ce qu'il y a ? ».
Il m'a répondu : « Ma femme [3], *je souffre du rhume.*
Je suis revenu de l'hôpital sans la guérison. Je sens du froid ».
C'est dans ces conditions qu'il est resté cinq à six jours.
Deux de ses épouses sont tombées malades.
En arrivant chez eux, on trouvait le mari et ses deux épouses étalés sur le lit.
Ils tremblaient sous les couvertures.
La maladie ne faiblissait pas.

Le jeune frère de mon mari et ses deux épouses
souffraient de vomissements et de diarrhées.
Le patron de mon beau-frère, un Blanc, est venu prendre de ses nouvelles.
À la vue de l'état de Tamsir,
le Blanc l'a envoyé directement à la clinique Pasteur.
Il a prévenu la Croix-Rouge qui a emmené les épouses à l'hôpital de Donka.

Mon beau-frère a passé la nuit à la clinique Pasteur.
Au matin, il vomissait du sang.
Les responsables de la clinique ont eu peur.
Ils l'ont transféré à l'hôpital de Donka.

---

1. Apocope de *paludisme*, terme utilisé dans tous les pays d'Afrique francophone pour désigner tout syndrome fébrile attribué au paludisme, pas nécessairement lié à un diagnostic biomédical.
2. Il s'agit de l'hôpital de l'Amitié Sino-Guinéenne, à Conakry, inauguré en 2011.
3. En soussou, *n'ma guiné*, « ma femme », est une tournure familière, ici appliquée à la belle-sœur, qui exprime la proximité familiale et affective.

Avant la prière de l'aube, on nous a informé qu'il était décédé.
Nous n'avons pas vu son corps.
On nous a dit qu'il était inhumé au cimetière Cameroun[4].
On nous a dit encore que Tamsir était mort de cette maladie de la forêt.
Son nom était Ebola.

Nous habitions à Kaboun dans la même concession que mon beau-frère.
Sa première épouse s'appelait Adama.
Nous étions très proches.
Nous ne pouvions pas éviter d'être en contact.
C'est moi qui grillais du poisson pour leur envoyer.
Quand elle vomissait, je nettoyais son vomi.
Elle est décédée à l'hôpital de Donka, cinq jours après son mari.
Nous n'avons pas non plus vu son corps.

Mariatou, seconde épouse de mon beau-frère,
hospitalisée aussi à Donka, ne buvait plus l'eau de là-bas.
Très abattue, elle refusait de prendre ses médicaments.
Les gens de notre quartier, pas forcément de la famille,
disaient qu'on tuait les malades dans les hôpitaux.
Ils sont partis à l'hôpital de Donka où une bagarre a éclaté.
Des malades se sont enfuis, dont Mariatou,
qu'ils ont ramenée car elle était incapable de marcher
et ne pouvait remuer ni ses bras ni ses mains.
Elle a survécu et vit maintenant à Dubréka.

Une de mes belles-sœurs qui avait fui l'hôpital
en même temps que Mariatou a finalement été arrêtée à Souboukou.
Dieu a sauvé du lynchage l'équipe de la Croix-Rouge
venue la chercher pour la ramener à Donka.
Un autre malade, enfui à la préfecture de Boké,
y est décédé quelques jours après.
Les autorités sanitaires recherchaient tous les membres de la famille.
Elles ont retrouvé le fils d'une vieille qui se cachait dans une école,
à Kamsar où se trouvait son père, et l'ont amené à l'hôpital de Donka.
Après la sortie de Mariatou de l'hôpital,
la grande sœur de mon mari est tombée malade.
Nous avons voyagé ensemble à Kindia
où elle est morte quelques heures après notre arrivée.
Elle y est inhumée.

---

4. *Cameroun* est le nom d'un cimetière situé dans le quartier de Camayenne à Conakry.

Trois jours plus tard, sa marâtre qui l'a élevée est décédée à son tour.
Au retour de ce voyage,
la maladie a attaqué la maman de mon mari et sa sœur jumelle.
Elles n'ont pas survécu.
L'homo [5] *de la maman de mon mari, mère de trois enfants,*
est allée mourir avec l'une de ses filles à Boké.
Tous les jeunes frères de mon mari ont été emportés par la maladie.
Au total ce sont dix-neuf personnes tuées par Ebola.
Notre grand-mère a été hospitalisée dans une grande clinique
dans le quartier de Nakoiba.
Dans cette clinique, les docteurs avaient compris qu'elle avait Ebola.
Ils ne l'ont pas touchée.
Après son décès, ils nous ont demandé de prendre le corps.
Ils n'arrêtaient pas de nous asperger
ainsi que les lieux avec des antiseptiques.
Après les funérailles, nous sommes revenus à la maison.
Mon mari est tombé malade.
Il vomissait beaucoup de sang et son cœur lui faisait mal.
Avant le matin, mes coépouses, malades,
étaient inertes et ne pouvaient rien faire.

Mon mari et moi avons eu peur.
Quand la maladie a fait irruption chez nous à Kaboun,
les gens ont dit que c'était du fossi [6].
C'est pourquoi il n'y a eu de décès en cascade
qu'au sein de la famille de mon mari.
Nous avons dépensé chez le féticheur [7] *sans arrêt et les décès continuaient.*
C'était des mensonges pour nous extorquer de l'argent et nous ruiner.
Seules les personnes en contact direct avec les malades
ont été touchées par la maladie.
Certaines ont fui, d'autres sont restées.
Certaines sont mortes, d'autres ont retrouvé la santé.
Des personnes réfugiées auprès de guérisseurs sont mortes avec eux.
Ces décès auraient commencé quand un frère de mon mari
aurait recouru au mauvais sort
pour punir une de ses épouses accusée de l'avoir volé.

---

5. Apocope de homonyme, très usité en Afrique de l'Ouest, pour désigner quelqu'un qui porte le même prénom.
6. En soussou, « mauvais sort » : désigne une attaque sorcellaire, *cf. infra*.
7. Terme générique pour désigner un Individu capable d'utiliser des pouvoirs magiques.

Pour conjurer le mal, mon mari et moi sommes partis chez les féticheurs.
D'abord dans la préfecture de Boké,
réputée pour l'efficacité de ses féticheurs.
Nous y avons payé une somme de huit millions de francs guinéens
plus quatre bœufs[8].
Les décès continuaient toujours.
Nous avons voyagé jusqu'en Sierra Leone voir un autre féticheur à Kempou.
Il nous a demandé vingt millions de francs guinéens plus une voiture.
Mon mari lui a dit qu'il n'avait pas de voiture.
Après une longue négociation,
nous sommes tombés d'accord à quinze millions.
Nous devions lui remettre l'argent une fois de retour à Conakry.
Tout l'argent venait de mes propres fonds.

Le féticheur de la Sierra Leone est venu chez nous à Kaboun.
Il a versé l'eau de talisman sur les gens de la concession
pour chasser l'esprit maléfique.
Je lui ai remis quinze millions de francs guinéens.
Pourtant, c'est ce jour-là que mon mari a rendu l'âme,
dans l'après-midi, à Donka.
Le lendemain, sa première épouse aussi est décédée à Kamsar.

Avant de mourir, mon mari m'avait dit :
« Est-ce que ce n'est pas la maladie dont on parle qui est entré chez nous ? ».
Il avait aussi remarqué : « Si tu es en contact avec quelqu'un qui a la diarrhée,
le soir tu as aussi la diarrhée.
Si tu nettoies le vomi, avant le soir toi aussi tu as des vomissements ».
Pour toutes ces raisons, il a eu alors des doutes.

Ensuite, mon mari m'a demandé de l'emmener à l'hôpital.
À la clinique de Nakoiba, ils n'ont pas voulu nous recevoir.
Ils nous ont dit de partir à l'hôpital de Donka
où mon mari a été hospitalisé et où il est mort.
Les médecins m'ont informée
que les décès en cascade étaient dus au virus Ebola.
Quand je suis revenue de Donka, j'ai dit aux autres membres de la famille :
« Les docteurs ont dit que mon mari a été tué par Ebola.
Ils veulent m'hospitaliser ».
Quand j'ai dit ça, j'ai reçu des cris d'hostilité.

---

8. Soit environ 800 € (10 000 GNF ≈ 1 €). En 2015, le salaire d'un infirmier travaillant dans le secteur hospitalier public était compris entre 1,5 et 2 millions GNF par mois (150 à 200 €).

Personne n'a voulu écouter ce que j'avais à dire.
On me lançait alors : « Tais-toi, il ne faut pas dire cela ici ».
J'ai dit : « Ah, j'ai peur ».
Quatre jours après le décès de mon mari,
trois de ses filles sont décédées à Kindia.
Sous le choc de cette nouvelle, mon ventre de quatre mois est tombé.
J'ai fait une fausse couche.
Je saignais maintenant.
Je suis sortie sur le coup informer mes parents.
On m'a alors emmenée directement à Donka
où on m'a fait le lavement complet.
Nous sommes revenus à la maison.
Je ne savais pas que j'étais atteinte d'Ebola.

La nuit de mon retour à la maison,
j'ai commencé à vomir et avoir la diarrhée sans arrêt.
Les maux de tête n'en finissaient pas non plus.
Avec une de mes coépouses,
nous nous sommes embarquées à nouveau pour Donka.
Les docteurs nous ont mises d'abord sous perfusion.
Nous ne faisions que dormir.
Nous ne savions pas où nous étions, sur le ciel ou sur la terre.
Nous étions presque inconscientes.
Tandis qu'on nous mettait la perfusion,
voilà un docteur qui s'est précipité vers nous.
Il a débranché l'eau de perfusion de nos corps.
Il a tout arraché avec agitation.
Il a dit : « Hé, Famille Souaré, du quartier Kaboun, vous m'avez contaminé,
vous m'avez contaminé ! ».
Il disait que nous l'avions contaminé.
Que les autorités étaient sur nos trousses pour nous arrêter.
Que nous étions infectés par Ebola.
Les gens de l'hôpital sont venus se saisir de nous
pour nous transférer dans la partie d'Ebola.
Nous étions avec ce docteur.
Ils ont pris son sang, l'analyse a montré qu'il n'était pas infecté par Ebola.
Il est aussi resté au CTE pendant trois jours, puis il a été autorisé à s'en aller.

Moi, mes pieds me faisaient mal, ainsi que mes bras.
Je n'arrivais plus à les soulever.
Comme j'ai été en contact direct avec un malade emporté par Ebola,
j'ai réellement souffert.

Je suis donc restée à Donka.
Dieu merci, le personnel de l'hôpital nous donnait des médicaments,
nous encourageait et nous traitait bien.
Au même moment, les gens n'arrêtaient pas de nous appeler
depuis la maison et d'un peu partout.
Mon téléphone était à mes côtés, mais je n'avais pas la force pour répondre.
C'est au sixième jour de mon hospitalisation
que j'ai eu la force de répondre au téléphone.
Les gens qui appelaient me demandaient
de ne pas prendre les médicaments.
Je leur répondais alors : « Oui, mais j'ai déjà pris le médicament ».
On me disait aussi de ne pas boire l'eau de là-bas.
Pourtant, je pouvais boire dix grandes bouteilles par jour.

J'ai beaucoup souffert de vomissement et de la diarrhée.
Je ne pensais pas que ça allait s'arrêter.
Je pouvais remplir deux seaux de mon vomi.
J'ai même vomi du sang, moi qui suis devant vous.
J'ai saigné sans arrêt.
Les docteurs ont même eu peur et on m'a aspergée avec de l'antiseptique.
J'ai expliqué au Blanc que j'avais fait une fausse couche.
J'ai ajouté que j'avais été traitée pour ce problème avant de venir au CTE.
C'est à ce moment qu'ils ont compris.
Je suis donc restée au CTE jusqu'à retrouver la santé.
C'est Dieu qui m'a sauvée.
J'ai perdu beaucoup de personnes.
Nous étions quatre personnes de la famille à avoir été hospitalisées à Donka.
Après notre rétablissement, on nous a remis à notre famille.
En quittant le CTE,
nous avions perdu les affaires avec lesquelles nous étions arrivées.
Nous n'étions pas complètement guéries.

APRÈS...

Quelques temps plus tard, la Croix-Rouge est revenue dans notre quartier.
Mais la maladie avait causé de la désolation.
On avait enregistré beaucoup de décès.
Quand la Croix-Rouge est venue dans la concession, les gens ont fui.
Une rumeur circulait que si la Croix-Rouge emmenait quelqu'un,
c'était la mort assurée.
Personne ne voulait plus rester dans la concession.

C'était le sauve-qui-peut… Une panique générale.
Il y avait des Blancs dans l'équipe venue.
Ils étaient masqués, ils ont aspergé toute la concession, tous nos habits.
Il y avait beaucoup de chlore.
Nous avons perdu beaucoup de nos effets.
Nous avons dit à ceux de l'équipe qui comprenaient la langue soussou :
« N'écoutez personne. Nous savons les décès que nous avons enregistrés ».
Nous avons ajouté :
« Si nous avons retrouvé la santé,
personne ne nous dira maintenant que c'est un mensonge ».
Pourtant nos grands-parents n'arrêtaient pas
d'insulter l'équipe de la Croix-Rouge.
Personne ne leur répondait.
Ils ont aspergé la concession jusqu'à ce que l'eau déborde sur la route.
Les voisins ont commencé alors à dire : « Ne versez pas cette eau sur nous.
Ils sont venus encore nous inoculer une autre maladie ».
Des mensonges fusaient de la part des riverains et des voisins.
On disait alors qu'on tuait les gens pour leur extraire le cerveau.
Ou bien leur arracher le cœur.
Ils ont dit tout ça devant nous.
J'ai dit pour l'occasion en guise de démenti : « Je n'ai pas vu ça à Donka.
Les bouteilles d'eau et les choses utilisées étaient brûlées.
Mais je ne sais pas où on emmenait les cadavres des gens,
sauf si je vous mentais ».
J'ai ajouté :
« Je les voyais emmener les corps mais j'ignorais leur destination ».
J'ai encore dit :
« On ne peut pas mettre des gens dans des sachets en pleine ville
et les brûler. Je n'ai pas vu ça », j'ai dit encore.
Nous sommes restés à la maison ces-jours-là,
mais les gens ne nous approchaient pas.
Quand ils nous voyaient,
ils nous lançaient des paroles ironiques à tout bout de champ.
Nous étions seuls avec nos enfants devant notre véranda.

Mon défunt mari, paix à son âme, travaillait dans la pêche.
Il gagnait bien sa vie.
La concession où nous habitions à Kaboun a été construite par mon mari.
La parcelle appartient à son père, mon beau-père.
Mon défunt mari avait acheté un terrain à Dubréka
où il avait creusé les fondations.

Mais il est mort avant de commencer les murs.
Mon mari avait beaucoup de pirogues, tout a été détruit dans des querelles.
Après sa mort, son père nous a intimé l'ordre de quitter la concession.
Il nous a accusées d'avoir fait de la sorcellerie.
Il a accusé les épouses de son fils d'être des sorcières.
Ce sont elles qui ont tué son fils, ne cessait-il de répéter.
Pour nous chasser, il a dit que la concession était pour lui.
Que c'était la terre de Dubréka qui appartenait à son fils.
Il a même loué, après nous avoir chassés,
l'endroit que nous occupions dans la concession.
Une coépouse est partie à Dubréka depuis longtemps.
Mais moi et la dernière de mes coépouses, nous sommes restées.

Avant la fin du veuvage, toutes les épouses ont été rendues à leurs familles.
Chacune des épouses était donc libre.
Mais nous avons des enfants, nous ne pouvons pas rentrer chez nous.
Nous sommes donc allées louer un logement à Nakoiba
où nous habitons actuellement.
J'ai payé une avance de deux ans.
Il ne reste plus beaucoup de mois maintenant.
C'est une chambre-salon, véranda et toilettes.
Nos enfants passent la nuit au salon, nous dans la chambre.
Notre logement est juste à côté d'un garage.
Les plus âgés passent la nuit dans les véhicules du garage.
Le loyer mensuel est de trois cent mille francs guinéens.

Comme activité, je faisais le commerce.
Je partais acheter des habits, des basins[9]*, à Dakar, à Banjul, à Bamako.*
Je partais en Côte-d'Ivoire pour acheter des mèches[10]*.*
Mon commerce me rapportait beaucoup.
Je pouvais gagner cinq à six millions de francs guinéens par voyage.
J'ai pu acheter une portion de terre à Dubréka, en Basse-Guinée.
J'avais commencé à construire.
J'aidais beaucoup mon mari.
J'étais une vraie vendeuse.
J'ai débuté mes activités avec un capital de dix millions de francs guinéens.
J'avais au final un capital de quarante millions de francs guinéens.

---

9. Tissus damassés teints artisanalement d'usage courant en Afrique de l'Ouest et du centre.
10. Cheveux naturels ou synthétiques utilisés en coiffure.

Depuis le décès de mon mari, je ne voyage plus.
C'est cette maladie qui a réellement amputé mon travail.

Actuellement, c'est mon frère, tailleur de son état,
qui m'aide quand ça devient difficile.
Même si un de mes enfants tombe malade,
la famille de mon défunt mari ne m'aide pas.
J'ai un oncle aussi qui m'aide un peu, c'est un militaire.
Je l'aidais beaucoup quand je travaillais.
Quand je lui dis que c'est difficile, il peut m'aider.
Mais j'ai honte de lui demander tout le temps.
Parfois, c'est lui-même qui m'appelle de sa propre initiative
pour m'aider un peu.
Je lui ai dit :
« Oncle, aide-moi pour que je relance mes activités commerciales ».
Il m'a dit d'attendre.
Je lui ai dit :
« Si j'ai mes activités, ça m'évitera de te demander tout le temps ».
Mes amies aussi voulaient m'avancer une somme d'argent, mais j'ai refusé.
Je ne voulais pas relancer mes activités commerciales avec un crédit.

Je suis relativement jeune encore, trente-cinq ans.
J'aurais pu me remarier, mais c'est moi qui n'ai pas voulu.
Si j'avais relancé mes activités commerciales,
j'aurais pensé à avoir un homme dans ma vie.
Moi, j'étais très souvent d'accord avec mon défunt mari.
Parfois, on voyageait même ensemble et nous rentrions ensemble.
Si je cherche un autre homme avec qui je n'ai pas ce genre de relation,
ça sera difficile.
En plus, tous ceux qui me courtisent et qui veulent de moi sont déjà mariés.
Si je dis que c'est ce genre d'homme que j'aime,
sa femme me harcèlera sans relâche.
Alors même que je viens de traverser une grande épreuve.
C'est ce qui fait que j'ai encore peur.
Je me dis qu'il vaut mieux peut-être attendre encore.
Sinon, j'ai effectivement quelqu'un qui voudrait de moi.
Mais c'est moi qui préfère attendre.
Parce que non seulement j'ai peur, mais aussi j'ai beaucoup de charges.
Tous les enfants de mes coépouses sont avec moi.
J'ai au total dix enfants à charge.

J'ai attendu plus d'un an après mon rétablissement d'Ebola
avant d'avoir des rapports sexuels.
Avant, je n'y pensais même pas.
L'homme avec lequel j'ai couché a souffert un jour du palu, il a alors eu peur.
Il est parti dans la foulée à l'hôpital de Donka où on a analysé son sang.
Il m'a dit qu'il a entendu à la radio
que les rescapés d'Ebola doivent attendre trois mois.
Je lui ai dit : « Moi, j'ai déjà fait un an depuis que je suis guérie d'Ebola ».
Je garde une relation sentimentale avec l'homme en question.
Il a dit qu'il voulait de moi mais je lui ai dit que je ne pourrais pas.
En effet, sa femme avait commencé à m'insulter, à provoquer des querelles.
Du coup je me suis découragée.
Pourtant, il continue de m'appeler pour me dire qu'il me veut toujours.
Je lui ai dit : « Essaye d'abord de maîtriser ta femme, si tu y arrives, ok,
dans le cas contraire, mon mari est mort dans le don de soi,
moi aussi je suis tombée malade, partout où il y a des problèmes,
je ne rentrerai pas dedans ».
L'homme avec qui je me suis rabibochée est marié avec deux autres femmes.
Si je l'épousais, je serai la troisième femme,
comme ce fut le cas dans mon ancien foyer.

LES CAUSES ET LE SENS DE LA MALADIE

Plusieurs mois après que Namary et ses proches aient été atteints par la maladie, Namary considère que tout a commencé par la contamination de son beau-frère, alors qu'il était hospitalisé et partageait la même chambre qu'un malade en provenance de Guinée forestière où l'épidémie sévissait déjà. Cette observation ne peut-être confirmée mais elle est plausible. Plusieurs professionnels de santé de l'hôpital où avait été admis son beau-frère ont été contaminés au début de l'épidémie. En mai 2014, un mois et demi après que les premiers cas de maladie Ebola aient été identifiés dans Conakry, si tous les professionnels de santé avaient entendu parler de la maladie, l'application de mesures d'hygiène pour prévenir les contaminations dans les structures de santé était peu répandue, favorisant ainsi les transmissions de la maladie dans les lieux de soins.

Mais le récit de Namary révèle que la première interprétation qui a prévalu dans la famille fut celle d'une attaque sorcellaire. Les décès successifs survenus brutalement interrogent les proches et le voisinage sur les causes profondes de ce malheur. Dans un premier temps, la maladie semble toucher uniquement les membres d'un seul segment du lignage, celui du mari. Pour Namary et ses proches, le seul phénomène connu pouvant expliquer cette succession de décès est lié à une pratique magique. Les situations de crises graves, pendant lesquelles la maladie ou le malheur semblent s'acharner sur quelques personnes, d'une même habitation ou d'une même famille, sont presque universellement interprétées dans le registre d'une punition infligée par quelques divinités mécontentes (agression mystique) ou des actes de sorcellerie liés à des conflits préexistants. En tous lieux, la recherche de la cause mobilise les catégories conceptuelles qui rendent compte de l'ordre de la vie et de la mort dans le contexte social local (ZEMPLENI, 1985). Par leur soudaineté et leur gravité, les épidémies à virus Ebola alimentent les interprétations sorcellaires ; cela a été précédemment décrit en Ouganda, en Sierra Leone (HEWLETT & AMOLA, 2003 ; BOLTEN, 2014).

Le procédé magique auquel se réfère Namary est un *fossi*. Lors de l'épidémie d'Ebola, le terme *fossi* a été couramment utilisé dans différentes régions du pays, au-delà de l'aire culturelle dont il provient, pour désigner tout type de « mauvais sort » d'influence collective (FAYE, 2015). Habituellement, ce terme soussou désigne :

> *une forme d'attaque collective qui concerne d'abord la parenté de sang et se propage dans la famille puis chez des personnes non apparentées, souvent à l'occasion d'échanges de biens ou de nourriture, par exemple lors des enterrements. Il s'agit d'une attaque anonyme visant à tuer des personnes non identifiées par le commanditaire de l'attaque, mais soupçonnées de porter préjudice à celui-ci.*
>
> FRIBAULT (2015)

Cette pratique magique relève de la compétence de personnes initiées, de culture Nalu dans la région de la Guinée maritime, appartenant à des sociétés secrètes et désignées par le terme générique de *féticheurs*. Interrompre l'action d'un *fossi* nécessite l'intervention d'autres *féticheurs* capables de reconnaître le mal et de le contrer. Les sommes à payer pour stopper le mal peuvent être très élevées et parfois ruiner un lignage (FRIBAULT, *comm. pers.*, 2018). Namary et son mari y ont investi toutes leurs économies.

Les interprétations sorcellaires de la maladie Ebola ont été présentes tout au long de l'épidémie et sur toute l'étendue du territoire, avec des expressions variables selon les référents culturels des populations concernées (FAIRHEAD, 2016). Ces interprétations paraissent en contradiction avec les messages d'informations sanitaires diffusés par les acteurs de la lutte contre l'épidémie. En fait, les interprétations sorcellaires sont irréductibles par les messages sanitaires car elles font référence à des modèles explicatifs de la maladie de niveaux différents, qui ne sont pas exclusifs. La caractéristique principale des interprétations sorcellaires est justement d'accepter le principe d'une pluralité des causes. Les causes biologiques de la maladie (un virus), et les recommandations sanitaires qui en découlent (le lavage des mains ou l'interdiction de manipuler les cadavres), n'excluent pas le fait que la maladie puisse avoir d'autres causes, d'un niveau différent. L'on peut admettre que la maladie est due à un agent viral, tout en considérant que l'origine, autrement dit la cause ultime, est liée à une attaque sorcellaire dont les raisons ne sont connues que des seuls protagonistes (ZEMPLENI, 1985). M. FRIBAULT a montré combien le point de vue de la population de Guinée s'inscrit dans « un régime du doute appliqué aux autorités gouvernementales et aux acteurs de la *riposte** », doute qui s'enracine dans l'histoire des relations entre la population et les autorités étatiques et leurs représentants. Jusqu'à la fin de l'épidémie, certaines personnes, qui n'ont pas été personnellement confrontées à la maladie, doutaient encore de son existence. Ce doute concerne la véridicité des informations délivrées ; certaines informations ont pu paraître contradictoires et alimenter ainsi une suspicion sur le but réel des promoteurs de ces messages. Mais la force des interprétations sorcellaires tient aussi à l'impossibilité des informations sanitaires de répondre à la question essentielle concernant le sens de la maladie. Les professionnels de santé, pas mieux que les messages d'informations sanitaires, ne peuvent répondre à la question : « pourquoi cette personne est malade et pourquoi pas celle-ci ? » ; l'explication sur les circonstances d'une contamination ne répond pas à l'interrogation sur la cause finale, sur le destin de la personne contaminée. Pour une grande part de la population, seule l'interprétation magique — ou religieuse — apporte une réponse, en inscrivant l'événement dans les conceptions philosophiques locales de l'être au monde, et le contexte social de la maladie.

La communication sanitaire sur un tel sujet est délicate. Elle ne passe pas par des messages d'informations sanitaires généraux qui tenteraient de réfuter les interprétations magiques mais par une communication de proximité, à petite échelle, ajustée au contexte, aux personnes, et en lien avec des circonstances précises, comme cela a été expérimenté par quelques anthropologues associés à la lutte contre l'épidémie (ANOKO, 2014 ; MANCA, 2017).

MAIMOUNA

Les médecins ont dit que c'était la fièvre typhoïde

CONTEXTE

À la mi-septembre 2014, l'OMS recense près de 5 000 cas au Libéria, en Sierra-Léone et en Guinée, et environ 2 450 décès. L'épidémie a pris une proportion encore jamais vue : 900 nouveaux cas, dont 300 décès par semaine en septembre sont notifiés dans les trois pays. En Guinée, le seuil des 1 000 personnes malades a été dépassé. En Guinée forestière les centres de transit Ebola de Macenta et de traitement de Guéckédou sont saturés ; la Croix-Rouge ne parvient plus à assurer la totalité des enterrements. Depuis la fin juillet, des équipes de lutte contre l'épidémie sont de plus en plus souvent prises à partie par la population qui accepte mal les contraintes sanitaires jugées excessives. La tragédie de Womey le 16 septembre 2014 — assassinat par la population villageoise de huit responsables de l'administration et agents de santé venus pour une séance d'information — a été largement médiatisée. Pour l'ensemble de la Guinée, la rentrée scolaire a été reportée à une date ultérieure, le pèlerinage de la Mecque a été suspendu. Des « kits d'hygiène » permettant le lavage des mains à l'eau chlorée ont été installés dans tous les lieux publics, la mesure de la température corporelle par *thermoflash** s'est généralisée à l'entrée de tous les bâtiments publics et certains commerces. À Conakry, au début du mois de septembre 2014, le nombre total était de 150 cas, parmi lesquels cinquante-deux professionnels de santé dont vingt-six décédés. Les malades ont déserté l'hôpital de Donka du fait de la présence du centre de traitement Ebola. L'épidémie d'Ebola occupe une place majeure dans la presse écrite, à la radio et sur les panneaux d'affichage.

Maimouna habite à Conakry, elle est hospitalisée dans le centre de traitement Ebola de Donka à la fin du mois de septembre, soit près de six mois après le début de l'épidémie ; elle témoigne quatorze mois plus tard.

... AVANT

J'ai vingt ans.
Je suis née en Côte d'Ivoire.
J'ai été élevée par mon oncle.
J'étais mariée, mais j'ai divorcé avec mon mari.
J'habite dans le quartier de Souboukou, à Conakry.
Je suis élève en terminale.

Quand je quittais l'école à 14 h,
je partais avec des amis suivre les cours religieux à Moureika de 16 à 19 h.
Mon maître de l'école coranique s'appelait Kalil.
Il a fait ses études en Arabie Saoudite.
Il a eu sa thèse de doctorat à l'université islamique de Médine.
Après son retour en Guinée, il a été nommé directeur de l'école Hassan Nour.
Cette école gratuite a été construite pour les musulmans.
Les fidèles y apprennent les préceptes de la religion musulmane.
L'école ne demande qu'une somme symbolique comme frais d'inscription.
Après le cours de religion, je rentrais à la maison.
Après la prière du coucher du soleil, nous révisions nos cours.
Si quelqu'un voulait regarder la télé, il la regardait.

Mon ex-mari s'appelait Dramane, il est de la préfecture de Dabola.
Il était vendeur dans une boutique à Yinguela.
Il venait souvent là où j'habitais, à Souboukou.
C'est là-bas que je l'ai rencontré.
Il était ami avec l'un de mes grands frères.
C'est auprès de ce frère qu'il venait à la maison.
C'était quelqu'un de très bien et de très sérieux.

Au début, je n'avais aucune attirance envers lui.
Nous sommes restés ensemble comme ça longtemps.
Il venait et repartait chez lui.
Quand mon frère ou sa femme tombait malade, il était toujours là.

Il leur témoignait sa sympathie et sa compassion.
C'est ainsi qu'un jour il a dit à mon frère qu'il voulait demander ma main.
Mais vous savez, si quelqu'un qui vous aime vous demande quelque chose,
vous ne pouvez pas le lui refuser.
Moi, je ne pouvais rien refuser à ce frère.
C'est un frère qui m'aime énormément.
Il m'a alors parlé de son ami
et de l'intention de ce dernier de se marier avec moi.
J'ai dit à mon frère : « Je ne peux pas refuser ce que tu me demandes ».
J'ai ajouté : « Je ne peux détester une chose que tu aimes,
je ne peux qu'aimer cette chose ».
Même si j'ai répondu à mon frère de cette manière
à propos de mon futur mari, je ne l'aimais pas pour autant.
Ce n'était vraiment pas le grand amour mutuel.
De mon côté, j'avais remarqué, sans le connaître profondément,
que c'était quelqu'un de sérieux et de bien.
Après mon accord,
mon futur mari venait maintenant régulièrement à la maison.
Il blaguait avec moi et mes jeunes sœurs.
Avec le temps j'ai appris à l'aimer.
Mon entourage n'arrêtait pas de faire des éloges sur lui,
sur son comportement, sur ses manières de faire.
Finalement je me suis éprise de lui, et au final j'étais très amoureuse de lui.
Après avoir passé avec succès le brevet d'étude en 2012,
nous nous sommes mariés à la fin de la même année.
Nous avons ainsi continué notre vie conjugale jusqu'en 2015.
Durant les trois ans de notre mariage, nous n'avons pas eu d'enfant.
Nous étions tellement proches, mon mari et moi,
que vous ne pouviez que nous apprécier.
Je me disais que j'avais eu de la chance
d'avoir rencontré un homme tel que lui.
Mes amies mariées m'enviaient.

PENDANT

Alors que je continuais de vivre mon bonheur tranquillement
dans mon foyer, la petite sœur de ma mère,
Siyata, qui habitait dans le quartier Yarakoto, est tombée malade.
C'est d'Ebola qu'elle souffrait sans qu'on le sache.
La maladie n'a pas été formellement diagnostiquée
chez elle par les docteurs.

Quand elle est décédée, au mois de septembre 2014,
c'est mon oncle, imam de son état, qui l'a mise sous terre.
C'est ainsi que la maladie s'est transmise à mon oncle.

Comme c'était un grand imam et un personnage important,
les gens lui ont conseillé d'aller à l'hôpital.
C'est dans ce cadre qu'il a été hospitalisé pendant deux semaines.
Là-bas, les docteurs ont dit que c'était du diabète qu'il souffrait.
Il est ensuite revenu passer deux autres semaines à la maison.
On n'arrêtait pas répéter que c'était du diabète qu'il souffrait.
À la maison, pour ne pas aggraver sa situation,
les parents lui ont déconseillé de manger de la pâte d'arachide.
Un jour, une de mes marâtres a préparé du gombo à l'arachide
qu'il a finalement consommé.
Il y avait une vieille femme et son enfant qui étaient en séjour chez nous.
Cette vieille a dit : « Celui qui souffre de diabète aura la diarrhée.
Celui qui souffre de diabète souffrira du palu et des douleurs du corps.
Celui qui souffre de diabète souffrira de vomissement ».
Nous avions constaté qu'au fur et à mesure que le temps passait,
la maladie empirait.
La mort était maintenant inévitable.
Alors qu'il n'arrêtait pas de souffrir,
nous, les membres de sa famille, avions passé toute une nuit auprès de lui.
C'était un lundi.
Mais la maladie quant à elle ne faiblissait pas.
Le lendemain, mardi, le 2 septembre 2014,
nous avons décidé de l'emmener à nouveau à l'hôpital.
Mais il était déjà très épuisé par la maladie.
Alors que nous sommes sur la route de l'hôpital,
quand on est arrivé au niveau de Yinguela,
il a fait des grimaces comme si ça allait mieux,
comme s'il ne souffrait plus beaucoup.
Il parlait en effet à voix haute, comme quelqu'un qui se portait bien.
Quand on est arrivé au niveau des urgences à l'hôpital, il a rendu l'âme.

Mon oncle avait un ami, Moussa, c'était son ami intime.
Ils étaient « amis comme des cochons ».
Il a été contaminé par mon oncle, puis lui aussi est décédé.
La famille de ce dernier est à Conakry ici.
C'est ainsi que nous aussi, moi, ma marâtre, mon oncle,
mon frère, ma petite sœur et mon jeune frère, avons attrapé la maladie.

À part moi,
toutes les autres personnes citées ont été emportées par la maladie.

Quand je suis tombée malade,
nous ne savions toujours pas qu'il s'agissait d'Ebola.
Nous habitions en location, mon mari s'occupait bien de moi.
C'était même lui qui me lavait, il ramassait aussi mon vomi.
Mais dès qu'il a su que c'était d'Ebola, il s'est éloigné de moi.
Est-ce qu'il était sous l'influence de quelqu'un ?
Dieu seul le sait.
Comme il l'a su, du coup il avait peur.
Comment il a su ?
Cela reste un mystère pour moi.
Même si nous continuions de vivre sous le même toit,
il n'avait plus besoin de moi.
Sa réaction m'a déçue et m'a étonnée.
Il ne venait presque plus à la maison.
Il venait au milieu de la nuit pour dormir finalement au salon.
Ce quasi-abandon me faisait mal ainsi que son comportement indigne.
C'est finalement une de mes sœurs qui est venue s'occuper de moi,
elle me nettoyait et tout.
Je suis restée grabataire pendant deux semaines à la maison.
Quand la maladie s'est aggravée,
on m'a envoyée d'abord à l'hôpital Ignace Deen.
Là-bas, les médecins ont dit que c'était de la fièvre typhoïde que je souffrais.
Comme il n'y avait pas d'amélioration,
l'un de mes jeunes frères a demandé qu'on m'emmène à l'hôpital Donka
pour vérifier si je n'étais pas infectée par Ebola.
À moi, il avait simplement dit : « Si tu n'es pas malade,
tu reviendras suivre ton traitement de la fièvre typhoïde à Ignace Deen ».
Il avait ajouté : « à l'hôpital de Donka, ce sont les Blancs qui soignent les gens.
On ne les injecte pas dans l'intention de les tuer ».
Quant à moi, j'étais pressée qu'il fasse jour pour venir à Donka.
C'est comme ça que je suis venue au CTE de Donka, en septembre 2014.
J'y suis restée quinze jours.

Au CTE de Donka, il y avait des docteurs qui s'occupaient de moi très bien.
Les gens de l'hôpital se chargeaient de mon manger et de ma nourriture.
Si je demandais une sauce bien précise,
c'est ce qu'on m'envoyait, selon mes souhaits.
On ne nous obligeait pas à manger un menu que nous ne voulions pas au CTE.
Il y avait aussi des hygiénistes,

je pourrais citer un certain Ismael qui s'est bien occupé de moi.
Il y avait aussi une certaine Yaye Bobo, Jamila.
Moi, au CTE, je pleurais beaucoup.
Hé, j'avais peur.
Personnellement, j'ai peur des maladies.
Je sais que tout le monde a peur des maladies,
mais moi quand je tombe malade, je ne fais que pleurer.
Tous ces gens se sont bien occupés de moi jusqu'à ce que je quitte le CTE.
À la fin de mon séjour,
les docteurs m'ont dit que j'étais totalement guérie d'Ebola,
que j'étais maintenant immunisée contre toute infection par Ebola.
Je suis donc rentrée à la maison.

APRÈS...

Quand je suis revenue à la maison, j'étais très fâchée contre mon mari.
De son côté lui aussi n'a pas essayé d'être conciliant.
Les gens de la famille l'ont appelé pour le sensibiliser sans succès.
De mon côté, je n'ai même pas essayé de me rapprocher de lui,
j'étais complètement découragée.
J'étais d'autant plus découragée que son comportement envers moi dépassait tout ce que je pouvais imaginer.
Je me disais que, même s'il a eu peur de la mort,
à sa place je n'aurais pas eu la même attitude.
C'est d'ailleurs la raison principale
de mes problèmes psychologiques après Ebola.
Si j'avais eu son soutien, je n'aurai pas eu tous ces problèmes.
C'est à la suite de ces problèmes que j'ai décidé d'arrêter mes études.
Nous sommes restés à la maison
durant deux mois où personne n'avait besoin de l'autre.
Ensuite il a quitté sans me dire au-revoir.

À ma sortie du CTE,
mes amis et mes voisins avaient peur de s'approcher de moi.
Ils se sont tous éloignés de moi sauf une seule amie et une autre cousine.
Ce sont ces deux personnes précédemment citées qui venaient me voir,
nous blaguions et parlions, jusqu'à la fin de ma période de convalescence.
Mes amis de l'école n'ont pas su que j'ai été infectée par Ebola,
mais ceux du quartier l'ont su,
c'est pourquoi ils ont pris leurs distances avec moi après la maladie.
Même s'ils revenaient, maintenant je n'ai plus de temps pour eux.

Depuis que mon mari est parti,
j'ai perdu mon équilibre, mon esprit n'était plus porté aux études.
J'ai par la suite arrêté mon projet d'avenir, mon rêve de devenir médecin.
Parce que c'était le vœu de mon ex-mari de me voir un jour médecin.
C'est dans cet esprit
que j'ai quitté les sciences expérimentales pour les maths.
C'était une façon pour moi de l'oublier et de l'ôter définitivement de ma vie,
d'autant plus que c'était lui qui contrôlait tout ce qui me concernait.

Je préfère vraiment ma vie avant le mariage
parce que, au moins, j'étais contente.
Je ne suis plus contente de ma vie,
parce qu'on ne peut pas faire quelque chose alors que le cœur n'y est pas.
J'étais très découragée quand je suis venue à PostEboGui,
son équipe m'a emmenée à la psychiatrie,
un docteur m'a donné des médicaments.
Quand je prends ce médicament j'oublie beaucoup de choses.
Je deviens en même temps très joyeuse.
Mais quand j'y pense encore, quand je pense seulement aux épreuves
que j'ai traversées, quand je regarde mes amis et ma situation,
je vois qu'il n'y a pas de comparaison entre leur situation et la mienne.

Maintenant je pourrais dire que j'ai retrouvé ma lucidité.
Je compte continuer les études.
Je voudrais être un jour chef d'entreprise pour pouvoir créer des emplois.
Je n'ai plus de nouvelles de mon ex-mari qui n'est plus en Guinée.
Je ne cherche pas à savoir non plus où il est.
J'ai aussi quitté l'appartement que j'occupais en location avec lui.
Je suis dans ma famille maintenant.

Quelque temps après ma sortie du CTE,
Ismael m'a aidée à trouver du travail au CTE de Donka.
*Donc s'il n'y avait pas eu le travail de promoteur de la santé**
qu'on m'a confié au CTE, et des personnes telle que Ismael et Yaye Bobo,
j'aurais été traumatisée mentalement à l'hôpital.
Surtout j'avais les soucis de ma maladie et les soucis de mon cœur.
Le travail au CTE consistait à sensibiliser les gens
dans le cadre de promoteur de la santé.
Je percevais comme salaire entre un million huit cents mille
et deux millions de francs guinéens.
J'y ai fait là-bas neuf mois.
Je confiais mon argent à une de mes sœurs mariée

pour qu'elle le garde pour moi.
En tout cas, chaque fois que j'ai besoin de l'argent elle me le donne.
C'est grâce à cet argent que je paye mes frais de scolarité.
Ma sœur a mis mon argent dans son capital
pour le faire fructifier.
À n'importe quel moment quand j'ai besoin de l'argent,
je vais le chercher auprès d'elle.
Quant aux aides que j'ai reçues,
le Programme alimentaire mondial
m'a donné un million deux cents mille francs guinéens,
ainsi qu'une somme de six cents mille.
L'Unicef nous a envoyé aussi un sac de riz, du savon,
des kits, du lait, de l'huile.

LES RETARDS DE DIAGNOSTIC

Le témoignage de Maimouna rapporte plusieurs occasions manquées de diagnostic de maladie Ebola. L'oncle de Maimouna est hospitalisé deux semaines sans que le diagnostic de la maladie Ebola ne soit évoqué, il décède finalement pendant le trajet qui devait le ramener à l'hôpital. Plus tard, Maimouna se rend elle aussi dans un hôpital où un diagnostic de typhoïde est évoqué avant qu'elle soit renvoyée chez elle. Alors que l'épidémie est déclarée depuis près de six mois, qu'un millier de personnes ont été contaminées et que le pays vit dans une ambiance de crise sanitaire, ces occasions manquées de diagnostic interrogent sur la capacité et les dysfonctionnements du dispositif sanitaire à reconnaître, à prendre en charge les personnes malades et à contenir le processus épidémique.

Le diagnostic de la maladie Ebola n'est certes pas aisé. Le *Guide de poche pour l'agent de santé de première ligne*, publié par l'OMS en mars 2014 (OMS, 2014) précise que contrairement à ce que laisse penser le classement de la maladie dans la catégorie des fièvres hémorragiques, les hémorragies sont peu fréquentes et tardives. Le plus souvent, la maladie se manifeste par un ensemble de symptômes — fièvre, fatigue, céphalées, diarrhées, vomissements, douleurs abdominales —, d'intensité variable, pouvant correspondre à diverses maladies infectieuses ou parasitaires. Des symptômes plus graves — parmi lesquels les hémorragies — peuvent survenir dans un deuxième temps, ils précèdent souvent le décès. Le diagnostic repose en fait sur la réalisation d'un examen biologique spécifique. Aussi, la principale recommandation donnée aux professionnels de santé est d'adresser les personnes suspectes de maladie Ebola vers des centres de diagnostic et de traitement, tout en appliquant diverses mesures d'hygiène pour prévenir les risques de contamination. Le diagnostic de maladie Ebola est donc dans un premier temps suspecté, sur la base de différents signes cliniques et d'éléments contextuels liés à l'entourage de la personne malade (la présence d'autres malades, des décès, la participation à des rites funéraires). Le contexte et les signes cliniques définissent un *cas suspect** que les agents de santé doivent considérer comme possiblement contaminant pour eux-mêmes et l'ensemble des proches, tant que le test biologique n'est pas réalisé. L'application de ces différents critères ne fut pas aussi aisée que ce que laisse penser leur énoncé. Longtemps, les professionnels de santé se sont référés à la seule présence de signes hémorragiques pour évoquer le diagnostic de maladie Ebola.

De nombreux témoignages décrivent des itinéraires thérapeutiques où le diagnostic d'Ebola n'a pas été évoqué par les agents de santé, alors même que les malades s'étaient rendus dans une structure de soins en suspectant cette maladie. Onze récits parmi les quinze présentés dans cet ouvrage décrivent de telles situations (cf. les témoignages de POREY, SALIMATA, DJIGUIBA, DJENABOU, HALIMATOU, SITA, ROUGUIATOU, MARIAMA, BALAKHISSA et KEGNIN).

Ces défauts de diagnostic ont été nombreux dans les premières semaines de l'épidémie (SOMPARÉ, 2017). Cela peut s'expliquer par l'impréparation des agents de santé à cette maladie jusqu'alors jugée inconnue dans le pays. Ce n'est qu'en décembre 2014 (au plus fort de l'épidémie), que plusieurs programmes de formation destinés à l'ensemble des professionnels de santé du pays ont été mis en place avec le soutien de diverses ONG, accompagnés par la mise à disposition de matériel de protection. En théorie, la totalité des agents de santé du secteur public du pays ont été formés aux techniques de « Prévention et contrôle des infections » et aux modalités de diagnostic de la maladie Ebola.

Cependant, les témoignages rapportés révèlent que des défauts de diagnostics sont survenus pendant toute la durée de l'épidémie, y compris dans la période finale. Ces diagnostics manqués sont le fait d'agents de santé travaillant dans le secteur privé (cabinets ou cliniques privées), ou dans des hôpitaux publics, mais aussi dans un centre de traitement Ebola. Sur la base de leurs observations couvrant la période de juin à octobre 2015, KEITA *et al.* suggèrent « [que] la perception de la fin de l'épidémie et la fatigue liée à des mois de travail acharné » aient pu se traduire par un manque d'attention (KEÏTA *et al.*, 2017). En tout cas, l'hypothèse du manque d'information ou de formation des agents de santé après plus d'une année d'épidémie est difficile à admettre, d'autant plus que certains malades présentaient la totalité des signes cliniques devant faire suspecter la maladie Ebola. Ces défauts dans les diagnostics sont d'autant plus surprenants qu'ils supposent aussi un manque de précaution des professionnels de santé pour eux-mêmes, alors qu'ils se considéraient exposés à la maladie et redoutaient une contamination accidentelle.

Des études rétrospectives portant sur l'analyse des critères de diagnostic utilisés pendant l'épidémie de 2013-2016 soulignent la difficulté de distinguer la maladie Ebola des autres causes de maladie fébrile, et les difficultés d'utilisation de ces critères par les agents de santé, tant pour la surveillance des personnes-contacts que le diagnostic des malades (DIXON *et al.*, 2105). LADO *et al.* avancent « [que] les définitions de cas existantes de la maladie à virus Ebola n'ont pas une sensibilité suffisante pour identifier tous les cas de la maladie. Un degré élevé de suspicion clinique est recommandé » (LADO *et al.*, 2015). Cette suspicion clinique fut absente chez nombre d'agents de santé. À l'inverse, des observations réalisées dans des pays voisins, Côte-d'Ivoire et Sénégal, à cette époque considérés en situation pré-épidémique, ont montré que les inquiétudes exprimées par des autorités non sanitaires ont poussé des professionnels de santé à sur-interpréter certains signes cliniques, les conduisant à suspecter par excès la maladie Ebola (DESCLAUX *et al.*, 2019).

Les retards de diagnostic ont contribué à la propagation de la maladie dans les familles et chez les soignants, en différant l'isolement des malades. Ces retards ont aussi contribué à accroitre la mortalité de l'infection. Ces observations rappellent que l'extension de l'épidémie ne fut pas seulement due aux « résistances » des communautés. Les pratiques des agents de santé et leurs représentations de la maladie, notamment leur capacité à s'approprier des notions nouvelles en contexte de crise, constituent un domaine de recherche prioritaire dans la préparation à d'autres épidémies.

Porey

On ne tue pas les gens ici

Contexte

Octobre 2014. Les deux pôles principaux de l'épidémie sont la région forestière (Guéckédou, Macenta, N'Zérékoré) et Conakry (et ses régions limitrophes de Coyah et Forécariah). En Guinée, au 30 octobre 2014, le nombre total cumulé des cas est de 1 675 dont 1 022 décès ; pour ce seul mois il y a eu dans le pays 451 nouveaux cas et 243 décès. À Conakry, il y a eu cinquante-sept nouveaux cas confirmés dans le mois, toutes les communes de la capitale sont concernées ; à Conakry seulement, près de 450 *personnes-contacts** sont l'objet d'un suivi médical. Répondant aux appels du chef de l'État, de ministres et de la Coordination nationale de la lutte contre la maladie à virus Ebola, le nombre des acteurs sociaux qui affichent leur engagement dans la prévention augmente de jour en jour : associations de jeunes, de femmes, associations professionnelles, religieuses, membres de la *diaspora* [1], acteurs privés multiplient les annonces d'activités notamment en information et sensibilisation, de dons sous forme d'équipements ou d'argent. Dans un communiqué de presse à la veille de la fête de *Tabaski* [2] le 4 octobre 2014, le collège des imams de la grande mosquée Fayçal de Conakry appelle les musulmans à « respecter les consignes de prévention, et à se rendre dans les hôpitaux au moindre doute » ; la maladie Ebola est évoquée dans les prêches. L'Archevêque de Conakry fait de même

1. Terme utilisé pour désigner les Guinéen.nes résidant hors de Guinée.
2. Terme utilisé en Afrique de l'ouest pour désigner la fête musulmane dénommée *Aïd el-Kebir* ou *Aïd el-'adhâ* en arabe.

à l'intention des chrétiens le 9 octobre. Le 16 octobre, le Gouverneur de Conakry interdit tous les rassemblements publics et toutes les manifestations de foule. Le 26 octobre 2014, l'ambassadrice des États-Unis d'Amérique à l'ONU, Mme Samantha Power, en visite en Guinée, affiche son soutien aux personnes guéries en faisant une accolade à deux d'entre elles, et témoigne que le président Obama lui-même « a rencontré un survivant d'Ebola à la maison blanche ».

La famille de Porey est confrontée à la maladie en octobre. Porey a été hospitalisée au centre de traitement Ebola au début novembre 2014 ; lorsqu'elle raconte son histoire, treize mois ont passé.

...AVANT

J'ai quarante-deux ans.
J'étais mariée. J'ai une coépouse.
J'ai sept enfants, je ne connais pas leur âge.
J'ai avec moi les enfants de ma grande sœur décédée depuis longtemps.
Mon mari était de loin le plus âgé, il est mort de cette maladie, Ebola.

J'habite au quartier Kalawarie.
Avant, j'habitais dans la même rue,
j'ai seulement déménagé un peu plus loin.
Ma maman a eu au total douze enfants.
Seuls trois sont encore en vie.
Quand j'ai été scolarisée, j'avais dépassé l'âge de sept ans.
J'ai continué jusqu'à la 3e année de l'école primaire.
J'étais très douée pour le calcul.
Je comptais à toute vitesse l'argent qu'on me donnait,
quelle que soit la somme.
Mes deux parents sont décédés depuis longtemps.
Mon père a construit dans le quartier Coulata.
Ma maman, née en Côte-d'Ivoire, était bien instruite.
Elle travaillait dans une administration qui se trouvait à côté de la maison.
Ma maman cumulait deux fonctions.
Le matin, elle partait au bureau.
Nous aussi, ses enfants, partions à l'école.
Quand elle rentrait du travail, à 14 h,

elle repartait au port acheter du poisson frais pour le vendre.
Quand nous les enfants revenions de l'école, nous la rejoignions.
Nous grillions et nous vendions.
C'est pourquoi je n'ai pas pu continuer l'école.

Mon défunt mari a grandi au village de Keberi,
dans la préfecture de Forécariah.
Il y pratiquait la pêche.
Il a finalement décidé de venir tenter sa chance à Conakry,
comme de nombreux enfants de son village.
C'est dans cette ambiance qu'il a relancé ses activités de pêche
dans le quartier Kipouria.
À l'époque, moi aussi j'avais abandonné l'école.
J'étais devenue vendeuse au port.
Nous nous sommes connus, mon mari et moi,
par l'intermédiaire d'une petite sœur, qui n'est plus de notre monde.
Cette petite sœur vendait des brochettes
et des poissons grillés au bord de la mer.
Le soir, quand on venait attendre l'arrivée des pirogues
pour acheter du poisson,
nous aidions, ma maman et moi, ma petite sœur à vendre.
C'est comme ça que mon futur m'a vue.
Il a alors demandé à ma petite sœur : « C'est qui, celle-là ? ».
Elle lui a répondu que j'étais sa grande sœur.
Il a ensuite demandé : « C'est votre mère, cette dame ? », elle a répondu oui.
Il a dit : « OK, je voudrais avoir votre sœur en mariage ».
Ma petite sœur lui a dit : « Elle est là, demande-lui si elle voudrait de toi ».
Un jour, sur la même place, nous étions en train de faire le calcul,
mon futur mari m'a appelée, je suis venue.
Nous avons alors parlé.
Je lui ai dit : « Il faut dire tes intensions à ma maman ».
C'est ainsi qu'il a fait sa demande auprès d'elle.
Ma maman lui a simplement dit d'amener ses parents.
Il avait des parents du côté maternel et paternel à Conakry.
Ils étaient éparpillés entre les quartiers de Kalawari,
de Tanta et de Souboukou.
Il est venu donc avec ses parents voir ma mère.
Voilà l'histoire.
Mon mari était pécheur de profession, il travaillait sur une pirogue.
Quand il était vivant, c'est lui qui subvenait aux dépenses de la maison.

PENDANT

C'est l'ami de mon mari qui a été le premier à tomber malade.
C'est mon mari qui conduisait son ami malade sur la moto.
Il l'emmenait à l'hôpital et le ramenait à la maison.
À l'hôpital, les docteurs ont dit que ce n'était pas Ebola.
À l'époque, cette maladie avait commencé à se diffuser timidement
dans la région de la Basse Côte.
Ce n'était pas tout le monde qui en était informé non plus.
Les gens n'y accordaient pas beaucoup d'importance.
La maladie de l'ami de mon mari n'a duré que cinq jours,
ensuite il est décédé.
Trois jours plus tard, mon mari est tombé malade à son tour.
Ses souffrances s'accentuaient de jour en jour.
Comme il ne pouvait plus marcher,
c'est notre fils qui le transportait sur une moto.
De mon côté, je prenais un taxi pour pouvoir l'aider à marcher par la suite.
Jour après jour, sa maladie ne faiblissait pas.
Nous l'avons d'abord emmené dans un hôpital
qui se trouvait au camp Kandou.
Il n'a pas été bien suivi là-bas,
nous l'avons ensuite emmené à l'hôpital Ignace Deen.
À Ignace Deen, mon mari ne déféquait plus et n'urinait pas non plus.
Les docteurs ont été obligés de lui brancher une sonde
pour qu'il puisse, au moins, uriner.
C'est moi qui étais à son chevet.
C'est ainsi que, sans le savoir, j'ai été contaminée.
Alors qu'il était toujours à l'hôpital, sa maman est venue le sortir de là.
Elle prétextait que son fils ne souffrait pas d'une maladie des Blancs [3],
mais plutôt d'une maladie traditionnelle.
Nous l'avons emmené à Forécariah.
En l'emmenant là-bas, nous n'avons pas eu de problème en cours de route.
Une fois sur place, il est décédé la même nuit.
Alertée par les voisins,
la Croix-Rouge est venue prendre son corps
pour analyses à l'hôpital de Donka.
Il nous a été notifié par la suite qu'il était décédé d'Ebola.

---

3. En soussou *fortey fourey*, *Porey* veut dire que, selon la maman de son mari, ce dernier ne souffrait pas d'une maladie ordinaire.

*Cinq jours plus tard, je suis tombée malade.
J'ai été ensuite transportée de la préfecture de Forécariah à Conakry.
J'y ai retrouvé mon fils malade.
Il souffrait de maux de ventre et de la diarrhée.
En fait, nous souffrions tous les deux de maux de ventre et de la diarrhée.
Quand je suis revenue de Forécariah, c'est Morciré,
le fils d'un ami de mon mari, qui s'est occupé de moi.
Il est parti chercher un docteur pour me soigner.
Le docteur est venu me faire une perfusion.
Avant même la fin de la perfusion, je me suis évanouie.
Ils l'ont alors arrêtée, selon ce qu'on m'a expliqué plus tard.
Morciré venait auprès de moi tout le temps.
Si j'étais couchée, il s'asseyait auprès de moi.
C'est ainsi qu'il a lui aussi attrapé la maladie.
Finalement c'est le chef du port où travaillait mon mari
qui a alerté la Croix-Rouge.
Il les a informés que mon mari était décédé d'Ebola
et que nous étions nous aussi malades.
La Croix-Rouge est venue nous chercher
pour nous emmener à l'hôpital de Donka.
Trois jours après mon hospitalisation, Morciré y a été emmené aussi.
En ce qui concerne le docteur qui me soignait à la maison,
il n'a eu aucun souci de santé.*

*Au CTE, nous étions bien traités, et on nous prodiguait des soins.
Si un malade venait, les docteurs s'occupaient bien de lui.
Si Dieu vous a prescrit une longue vie, vous vivrez,
dans le cas contraire vous mourrez.
Mes enfants m'appelaient tout le temps au téléphone.
Si j'avais besoin de quelque chose, je le leur disais.
Au quatorzième jour de mon hospitalisation, le mari de ma grande sœur,
même mère même père, est tombé malade.
Il habitait dans le quartier de Rosmapa.
J'étais en semi convalescence au CTE.
Ses enfants m'ont appelée, ils ont dit : « Maman, papa aussi est malade ! ».
Je leur ai dit :
« Dites-lui de venir à l'hôpital de Donka, on ne tue pas les gens ici ».
J'ai ajouté que, quand un malade venait, il était bien traité.
Il m'a répondu : « Non, je ne viendrai pas à Donka ».
Je lui ai dit : « Viens, moi je ne suis pas morte.
Mon fils aussi est là, il n'est pas mort lui non plus ».*

Finalement, quand il a accepté de venir,
c'était trop tard, il était déjà diminué par la maladie.
Comme il habitait dans le quartier de Leader,
grâce à ses bons voisins, on l'a amené à Bantaka.
Avant qu'on l'envoie à l'hôpital de Donka, il était déjà mort.
Dieu avait voulu qu'il ne survive pas.
C'est après sa mort qu'on nous a dit qu'il était décédé d'Ebola.

Durant mon séjour au CTE de Donka,
beaucoup de personnes sont tombées malades dans mon quartier.
Quand on m'appelait au téléphone, je leur disais de les emmener à Donka.
Grâce à mon intervention,
beaucoup de personnes sont venues se faire soigner.
Depuis notre rentrée du CTE, jusqu'au vingt et unième jour,
la Croix-Rouge est venue tous les jours chez nous vérifier
si quelqu'un n'était pas tombé malade
et s'il n'y avait pas d'autres problèmes.

APRÈS...

Durant l'épreuve de la maladie,
mes deux frères ne se sont pas éloignés de moi.
La petite sœur de ma maman qui habite à Bissimira, chez ma grand-mère,
était à mon chevet dans la préfecture de Forécariah.
Elle est ensuite venue pour rester aux côtés de ma famille à Kalawari,
quand j'étais au CTE.
Depuis le décès de mon mari, elle continue d'être à mes côtés.
Même si elle a passé la nuit entière à mon côté,
Dieu a voulu qu'elle ne souffre même pas d'un simple mal de tête.
Vous voyez ?
Mes enfants qui passaient la nuit à côté de moi, avant le séjour au CTE,
n'ont pas non plus attrapé la maladie Ebola.
Ils ne sont même pas tombés malades.
C'est seulement mon fils et moi qui ne quittions pas d'une semelle mon mari,
qui sommes tombés malades.

Malgré ma guérison d'Ebola,
le propriétaire de la maison où nous habitions depuis sept ans
m'a demandé de m'en aller.
Après cette injonction,
l'imam de notre quartier a plaidé ma cause auprès de lui.
Il l'a supplié d'attendre que nous terminions la période de veuvage.

C'est sur cette base que nous sommes restés.
Je devrais rendre bientôt la clé de notre appartement.
J'ai trouvé un nouvel appartement dans la préfecture de Coyah.
Le loyer est de trois cent mille francs guinéens.
Mais le propriétaire de là-bas exige que je paye deux ans d'avance,
ce qui équivaut à sept millions de francs.
Où diable pourrais-je trouver cette somme ?
Je n'ai même pas un million comme fonds de capital.

Après mon rétablissement et mon retour à la maison,
les gens ne venaient plus chez moi.
Ils n'ont recommencé à me saluer qu'après mon rétablissement complet,
et l'absence de cas de maladie chez moi.
Aujourd'hui, je pourrais dire que je suis vraiment en bonne santé.
Toutefois ma santé reste fragile, puisque je tombe malade souvent.
Si je souffrais de fatigue avant Ebola,
je ne souffrais pas pour autant de la bronchite
qui me fatigue de temps en temps.

Peur et méfiance à l'égard des centres de traitement Ebola

Alors qu'elle est hospitalisée dans le centre de traitement Ebola de Donka, Porey tente de convaincre son beau-frère malade de la rejoindre. Dans un premier temps, il refuse. Il acceptera tardivement et décèdera au moment de son arrivée. L'histoire de Porey et de sa famille se situe entre octobre et novembre 2014, donc à un peu plus de sept mois depuis le début de l'épidémie. À ce moment là, six cent personnes sont « sorties guéries » des différents centres de traitement Ebola du pays, plusieurs articles de presse indiquent périodiquement le nombre total des personnes guéries.

Dès leur création, les espaces aménagés pour prendre en charge les personnes malades d'Ebola ont suscité la peur et la méfiance dans la population. Leur dénomination initiale (« centre d'isolement »), l'impossibilité pour les proches d'accompagner leur parent malade, la proportion élevée des décès, les tenues de protection des agents de santé, ont donné une image de ces lieux comme étant des mouroirs plutôt que des lieux de soins.

En parallèle aux rumeurs conspirationnistes sur l'origine de la maladie (complot des Blancs contre les Noirs, collusion entre le président de la République et ses alliés occidentaux, épidémie destinée à contrer l'expansion démographique ou économique africaine, etc.), ont rapidement émergé des rumeurs selon lesquelles les malades y étaient assassinés et faisaient l'objet de vols d'organes à des fins magiques ou commerciales. Le fait que les défunts soient enfermés dans des sacs mortuaires et rapidement inhumés fut considéré comme une preuve de la volonté de cacher les corps mutilés.

La méfiance et la peur se sont traduits par de fréquents refus d'hospitalisation, par des conseils d'évitement et de dissimulation afin d'échapper aux agents de santé ; dans quelques cas des bagarres et des fuites. L'entrée dans un centre de traitement Ebola fut communément perçue comme une entrée dans l'anti-chambre de la mort. Nombreux sont les témoignages qui montrent le refus initial de s'y rendre, le soutien entre membres de la famille pour cacher une personne malade ou la dissuader d'y aller, et enfin, la réprobation voire l'accusation d'avoir « vendu » la personne hospitalisée aux agents du centre de traitement. À ceux qui n'avaient pu échapper à l'hospitalisation, il était alors conseillé de ne pas boire, ni manger, ni accepter les médicaments ou les piqûres qui seraient autant de subterfuges pour les assassiner. Certaines personnes guéries ont confié avoir simulé la prise des médicaments afin d'ensuite jeter les traitements hors du regard médical car ils étaient alors convaincus que « le médicament était un poison donné pour les tuer » (DESCLAUX & TOURÉ, 2018). Ces rumeurs à l'encontre des centres de traitement ont eu un réel impact sur l'acceptabilité pour la population des dispositions visant à contrôler l'épidémie.

Les acteurs de la lutte contre l'épidémie ont immédiatement tenté de contenir la méfiance à l'égard des CTE : les centres d'isolement ont été renommés *centre de traitement* ; des films ont été diffusés pour révéler au public l'intérieur des centres (*cf.* notamment EPELBOIN, 2014) ; des espaces ont été aménagés pour permettre des échanges entre les personnes malades et leur proches ; les téléphones portables ont été employés pour permettre les communications entre les personnes malades et leur famille. Enfin, la présentation du corps du défunt à au moins un membre de sa famille avant qu'il soit placé dans un sac mortuaire a été intégrée aux procédures d'enterrement, afin que les proches puissent témoigner de l'intégrité corporelle du mort.

Très précocement également, des témoignages de personnes guéries ont été organisés et diffusés par la presse (radio et journaux) attestant qu'elles y avaient été soignées et traitées avec respect et humanité. Ces témoignages n'ont cependant pas suffi à contrer les rumeurs péjoratives, certaines personnes les interprétant comme de faux témoignages réalisés par des individus qui auraient été payés pour les faire.

La méfiance à l'égard des centres de traitement Ebola s'est également exprimée par le refus fréquent de leur installation par la population, en diverses régions de Guinée. Des réactions similaires ont été observées dans plusieurs pays, y compris dans des pays qui n'avaient pas été atteints par l'épidémie, comme au Bénin, où un centre de traitement à Cotonou a été détruit par les habitants du voisinage, la veille de son inauguration, en septembre 2014 (EGROT *et al.*, 2019).

La faible acceptabilité des CTE par les populations avait été décrite dans les épidémies précédentes survenues dans d'autres pays d'Afrique (FORMENTY *et al.*, 2003 ; BOUMANDOUKI *et al.*, 2005). Les diverses adaptations proposées visant à *humaniser* (DESCLAUX & SOW, 2015) les relations entre les acteurs de santé, les malades et leur famille ont sûrement amélioré le vécu des personnes hospitalisés, mais les CTE restent des lieux effrayants et redoutés (FORMENTY *et al.*, 2005), alors que l'isolement des malades demeure la principale stratégie promue par l'OMS pour limiter les risques de propagation du virus (OMS., 2016, 2018).

Des études ont mis en évidence les capacités de centres communautaires mobilisant les savoir-faire locaux qui rassureraient les malades et leur famille, de nouveaux modèles de chambres individuelles transparentes ont été utilisés en 2018 permettant aux parents de voir leur proche. Mais au-delà des ajustements techniques, l'acceptabilité des CTE dépend avant tout de la confiance accordée par la population aux équipes sanitaires. Or, cette confiance se construit en amont de toute épidémie, dans les rapports quotidiens qu'entretient la population avec les professionnels de santé à son service, dans l'assurance de leur engagement altruiste, à œuvrer pour le bien des personnes malades.

Kamaldine

C'est moi qui circulais
entre les sœurs et les frères malades

Contexte

En Guinée, la semaine du 26 octobre au 2 novembre 2014 sera la pire de l'épidémie, avec 174 nouveaux cas, dont 104 décès. Le 5 novembre 2014, le bulletin épidémiologique de l'OMS recense un nombre total de 13 015 cas dont 4 808 décès dans les trois pays (Guinée, Libéria et Sierra Léone). En Guinée, les agences des Nations unies et Médecins sans frontières, relayés par la presse locale, multiplient les messages de soutien aux personnes guéries et les engagent à participer à la sensibilisation de la population. Dans la préfecture de Coyah, les équipes sanitaires sont la cible de violence de la part de la population ; des habitants de cette ville ont manifesté contre l'implantation d'un centre de traitement Ebola.

La maladie Ebola survient dans la famille de Kamaldine à la fin octobre dans la ville de Coyah, Kamaldine est hospitalisée dans le centre de traitement de Donka au début du mois de novembre 2014. Elle témoigne de son histoire quatorze mois plus tard.

… Avant

J'ai trente ans.
J'habitais dans le quartier Mardilanda,

*mais actuellement je réside dans un autre quartier appelé Hereya.
Je suis mariée depuis cinq ans.*

*J'ai eu au total trois enfants dont une fille avec mon défunt fiancé
et deux autres avec mon mari actuel.
J'ai été scolarisée dans une école franco-arabe
jusqu'à la quatrième année de l'école primaire.*

*Je n'ai pas pu continuer parce que je ne comprenais pas bien à l'école.
Ma maman n'est plus dans ce monde, mais mon papa vit encore.*

*J'ai rencontré mon mari par l'entremise de ma tante qui m'a élevée.
Elle habitait à Coyah.*

*Mon mari avait un ami chez nous avec qui il jouait au théâtre,
il venait avec cet ami.*

*C'est comme cela qu'il m'a vue.
Il est parti par la suite demander ma main à ma tante.*

*Avant de rencontrer mon mari actuel,
j'avais été fiancée à un autre homme qui n'est plus de ce monde.
Ma fille ainée est le fruit de ces fiançailles.
J'étais enceinte d'un mois de ma fille quand il a été emporté par une maladie.*

*Mon mari est comédien, je l'ai connu alors qu'il exerçait cette activité.
Je n'ai pas d'idée de la date de la création de son groupe de théâtre.
Mon mari est tout de même l'initiateur de cette activité
dont il est le premier responsable.*

*En l'épousant, je suis devenue moi aussi comédienne.
Nous jouons dans des pièces de théâtre.*

*Parallèlement à mes activités de théâtre, je suivais,
avec une vingtaine d'apprentis, une formation de couturière.
C'est durant cette époque que j'ai commencé à avoir mal aux yeux.
Quand je travaillais sur la machine,
je sentais des douleurs au niveau de mes yeux.
J'en ai souffert pendant près de deux ans où j'étais cloitrée à la maison.
Durant ces temps,
j'étais complétement dépendante de l'aide de mon entourage.
Pour aller dehors, il fallait que je m'agrippe à quelqu'un,
je ne voyais presque rien.
Avec les douleurs des yeux,
je ne pouvais plus continuer mon travail de couturière.
J'ai été finalement contrainte d'arrêter la formation.*

A la fin, je vendais des petits trucs de temps en temps
pour subvenir à mes besoins, tout en cherchant un remède pour mes yeux.
C'est dans cette situation que la maladie Ebola a fait irruption dans ma vie.

PENDANT

J'ai eu cette maladie par l'intermédiaire de ma belle-mère.
Elle a été la première à être touchée par cette maladie.

Un jour, elle vendait des produits insecticides au marché,
elle a subitement souffert de maux de ventre.
Une de ses connaissances qui l'avait vue
l'a ramenée à la maison sur une moto.
J'étais alors seule à la maison.
Ma belle-mère souffrait atrocement,
elle avait la diarrhée et se plaignait de douleurs dans tout le corps.
J'ai appelé mon mari au téléphone pour l'en informer.
Il est revenu rapidement à la maison s'enquérir des nouvelles de sa maman.
Je me suis d'autant plus occupée de ma belle-mère
que c'est une femme qui n'a eu que des enfants mâles.
J'étais la seule capable de l'approcher et de m'occuper bien d'elle.
À l'époque, on parlait déjà du problème d'Ebola.
Les gens étaient apeurés par ce qui se disait sur cette maladie.
Mais nous, nous n'avions aucune information sur elle.
Deux semaines plus tard, mon mari et sa grande sœur
ont emmené leur maman dans la préfecture de Kindia.
Ma belle-mère est décédée quatre jours plus tard.

C'est encore mon mari et sa sœur
qui se sont occupés du cadavre avant le lavage du corps.

Deux à trois jours après,
le petit frère de mon mari et sa grande sœur sont tombés malades.

À ce moment, je n'étais pas encore tombée malade.
C'était moi qui circulais entre les sœurs et les frères malades.
Je me chargeais de leurs petits besoins,
de leur nourriture, de tout ce qui les concernait.

Dans notre quartier, tout le monde fuyait la Croix-Rouge.
Non seulement personne ne voulait être hospitalisé,
mais personne n'acceptait non plus qu'on emmène un proche à l'hôpital.
Quand, une première fois, la Croix-Rouge a voulu hospitaliser mon mari,

ses frères et sœurs, nous n'avons pas accepté.
La deuxième fois, quand nous avons eu vent de la venue de la Croix-Rouge,
nous les avons fait fuir à Kindia.
Finalement, le jeune frère de mon mari,
qui sera finalement emporté par la maladie, a dit à mon mari :
« Frère, partons à Donka, celui qui a encore une longue vie vivra.
Par contre, si Dieu a prévu la mort de quelqu'un, il mourra aussi ».
C'est ce qui les a motivés à venir à Donka.
Mais au moment du départ,
la famille n'a pas accepté de les laisser venir au CTE.
Mon mari et ses frères ont dû camper sur leur position.

C'est dans cet esprit qu'ils sont venus à Coyah
avant de continuer finalement vers le CTE de Donka.
Voilà donc l'histoire.

Quant à moi, j'étais toujours à Coyah avec les enfants.
J'avais à ma charge quatre enfants, deux filles et deux garçons.

Ma fille âgée d'un an et sept mois, est restée malade pendant longtemps,
elle souffrait beaucoup de la fièvre.
J'étais obligée de mouiller sans cesse un tissu pour lui frotter le corps.
Elle a été la première à être emportée par la maladie.
Une semaine plus tard, l'ainée âgée de neuf ans a suivi.
Cette dernière souffrait depuis longtemps de douleurs dans les os.
Elle en souffrait depuis qu'elle était venue dans notre monde.
La maladie a continué de la dévorer jusqu'à ses neuf ans.
Elle m'avait dit une nuit qu'elle souffrait de douleurs articulaires.
Les médecins m'avaient suggéré d'utiliser guékedou[1]
pour ses douleurs des os.
Une fois, alors que j'utilisais ce produit, la douleur a diminué.
Je lui ai donné ce médicament, nous avons ainsi passé la nuit.
Le lendemain matin, j'étais en train de lui préparer le petit déjeuner,
elle m'a appelée pour me dire : « Maman, j'ai mal au ventre ».
J'ai dit : « Oh ma fille, qu'est ce qui arrive à ton ventre ? »
Elle m'a dit : « Ça me fait mal, maman ».
Je lui ai dit :
« OK, attends que je termine de préparer

1. Ce sont des comprimés de Dexamethasone vendus dans des petites bouteilles.

*pour que tu prennes le petit déjeuner.
Ensuite je te donne le médicament ».*

*Je n'avais pas terminé ma phrase
qu'elle s'est agrippée à moi et s'est évanouie.
J'ai alors crié.
Les gens sont venus, j'ai dit : « Aidez-moi, ma fille ! »
Après son évanouissement,
les gens sont venus me la prendre, elle était décédée.*

*Après ces deux décès, mon cœur était inondé de douleur.
Je souffrais à mon tour de maux de tête,
mes articulations me faisaient mal, je ne dormais pas non plus.
Au début, je n'ai pas pris de médicament traditionnel.
Quand j'ai eu très froid, la petite sœur de ma maman est partie me chercher
des décoctions traditionnelles à bouillir avant de les boire.
J'ai bu ce médicament sans succès.
Au troisième jour de ma maladie, j'ai décidé de venir au CTE.
Le matin, j'ai dit à la petite sœur de ma mère :
« Je ne suis pas en très bonne santé ».*

*Je lui ai dit que je voulais aller au CTE où mon mari se trouvait déjà.
Elle m'a dit de ne pas y aller,
qu'il s'agissait seulement de l'effet psychologique de la perte de mes enfants.
Je lui ai dit : « Laisse-moi y aller ».
J'ai ajouté : « Si j'y rencontre mon mari,
peut-être les gens du CTE ne vont pas me faire du mal ».
La petite sœur de ma maman a fini par accepter
que je vienne au CTE de Donka.
Elle m'a dit : « comme tu as ainsi parlé, tu peux y aller.
Si Allah le veut, nous nous reverrons,
dans le cas contraire, je m'en remets aussi à Lui ».
Je lui ai répondu : « peut-être, si Dieu le veut, nous nous reverrons ».
Comme je n'étais pas encore épuisée par la maladie,
je me suis embarquée de mon propre chef pour aller au CTE.
Sur place,
je me suis précipitée pour aller là où on garde les gens pour les questionner.
Les médecins m'ont demandé
quelles étaient les parties de mon corps qui me faisaient mal.
Je leur ai indiqué les parties qui me faisaient mal.
Ils ont ensuite pris mon sang, ils l'ont porté au laboratoire.
Quelques heures après, on m'a informée que j'étais touchée par Ebola.*

*Ils m'ont indiqué un lit où je devais m'allonger.
Je me suis couchée sur ce lit.
On m'a ensuite donné de l'eau,
des médicaments et de la nourriture jusqu'à ce que je retrouve ma santé.
Quand je suis arrivée au CTE, j'ai eu vraiment peur.
J'avais d'autant plus peur que la maladie dont il s'agissait est redoutable.
Quand j'ai été informée à la maison que mon mari avait cette maladie,
alors que nous étions tous les jours ensemble, j'ai eu très peur.
Les gens disaient aussi que quand vous partez au CTE,
c'est la mort assurée.
J'avais donc peur !*

*Grâce aux efforts des médecins, j'ai vite récupéré.
Les médicaments qu'on me donnait
ont permis de dégager la maladie de mon corps.
J'ai suivi à la lettre les recommandations des médecins.
En ce qui me concerne, je n'ai plus aucun problème.
Les médecins qui nous soignaient étaient masqués
quand ils venaient nous voir.
Il y avait une dame, Tante Fanta, je me rappelle encore son nom,
qui m'a remonté le moral quand j'étais nouvellement arrivée au CTE.
Elle m'a encouragée à ne pas avoir peur.
Elle m'a dit : « Il ne faut pas avoir peur. Vous venez ici avec la peur au ventre.
N'aie pas peur, tu n'auras aucun mal ».*

*Elle a ajouté :
« Est-ce que si je te donne un médicament à prendre, tu accepteras ? »
J'ai répondu : « Oui, peut-être je pourrai en prendre ».
Elle m'a dit : « Si je n'étais pas masquée comme je le suis,
j'aurais pris ce comprimé devant toi
pour que tu aies le courage d'en faire autant, pour que tu te rétablisses ».
J'ai dit : « C'est ce que vous voulez ? »
Elle m'a répondu que oui.
Comme je ne mangeais presque pas, elle m'a forcée à manger.
Comme j'étais épuisée, je leur ai demandé de me faire la perfusion.
Les médecins ont dit : « Vous voulez qu'on vous fasse la perfusion ? »
J'ai répondu oui.
Ils sont venus d'abord me mesurer la température,
après ils m'ont fait la perfusion.
J'ai reçu trois litres d'eau de perfusion.
C'est ainsi que j'ai commencé à me nourrir comme il le fallait.
Je suis allée à l'hôpital de Donka retrouver d'autres malades*

dont l'état de santé s'était amélioré.
Je leur demandais : « Est-ce que ça fait longtemps que vous êtes là ? »

Le jour où je suis arrivée à Donka,
dans la salle où on m'a installée j'ai trouvé deux autres personnes.
Ces deux personnes n'ont pas survécu à la maladie.
J'ai alors eu une peur bleue, j'ai demandé qu'on m'emmène ailleurs.
J'ai eu peur !
C'est alors que la grande sœur de mon mari
est venue me trouver en train de pleurer.
Elle m'a demandé : « Pourquoi pleures-tu ? »
J'ai répondu : « Des personnes avec qui j'étais ici,
l'une est morte la nuit dernière, la seconde est morte ce matin ».
J'ai dit en sanglotant : « Qu'on me sorte d'ici ! »
Elle m'a alors proposé : « Viens, tu vas rester à côté de moi dans ma salle ».
J'ai dit OK.
On est parties dans la salle où elle était.
Nous passions alors la journée ensemble.
Si je ne mangeais pas, elle m'encourageait à manger.
J'avais des difficultés même pour manger,
mes mâchoires étaient devenues raides.
La grande sœur de mon mari et les autres se faisaient du souci pour moi.
Tante Fanta, dont je vous ai parlé, est partie chercher un massage.
On a alors pratiqué le massage sur mes joues
pour que mes mâchoires s'assouplissent.

Ensuite, je ne recevais que de bonnes paroles pour m'apaiser
et me donner le courage de manger,
afin que je retrouve rapidement la santé.
J'ai passé onze jours au CTE.
Mon mari a été le premier à retrouver la santé.
Le jour où il devait quitter le centre,
l'analyse de mon sang a montré que la maladie était encore dans mon corps.
Je devais donc rester encore.
Mon mari a alors décidé de ne pas me laisser seule au CTE.
Il y a une garde-malade au CTE, mon mari est donc parti dans ce lieu.

Le matin, il venait me voir dans la salle réservée aux visiteurs.
C'est là qu'on échangeait la conversation.
Il est resté au CTE jusqu'à ce qu'on me déclare guérie.
Nous sommes rentrés tous ensemble par la suite à Coyah.

APRÈS…

Quand nous avons quitté le CTE,
la maladie Ebola était pour les gens le symbole de tout le mal.

Notre propriétaire n'a pas voulu avoir de rescapés d'Ebola dans sa maison.

Une fois que vous êtes rescapé de cette maladie, tout le monde vous craint.
Seuls les vrais parents oseront s'approcher de vous.
Nous étions donc mis au ban dans cette maison.
Personne ne nous regardait, personne n'avait besoin de nous.
Pourtant nous avions perdu beaucoup de personnes,
suite à la propagation d'Ebola au sein de notre famille.
Nous venions de rentrer du CTE, nous n'avions pas d'argent du tout.
Le propriétaire a exigé qu'on lui paye le loyer,
alors que le mois n'était même pas arrivé à terme.
Il voulait non seulement augmenter le loyer
mais aussi que mon mari paye plus d'argent.
Mon mari a dit qu'il n'avait pas les moyens,
le propriétaire nous a intimé alors l'ordre de quitter sa concession.
Une de nos connaissances est allée plaider notre cause
auprès de sa maman qui nous a proposé une chambre-salon.
La proposition nous convenait, mon mari a accepté.
Elle nous a dit : « Venez rester ici, je ne vous demande rien. Venez ici ».
De notre côté, nous avons déménagé, il y a de cela plusieurs mois.

De retour à la maison après le CTE, je suis tombée à nouveau malade.
J'ai été hospitalisée à Coyah.
Je souffrais du palu.
J'ai beaucoup souffert, je me suis aussi évanouie.
Non, je n'ai pas eu peur cette fois ci.
De toutes les façons, j'étais inconsciente quand la maladie a empiré.
Je ne pouvais rien savoir à ce moment.
Les médecins ont demandé à mon mari
de partir chercher mon certificat de guérison du CTE.
C'est avec ce certificat qu'il m'a emmenée à l'hôpital.
Une fois sur place, les analyses ont montré qu'il s'agissait d'un simple palu.
Là-bas, j'ai été encore mise sous perfusion,
on m'a ensuite prescrit des médicaments.
Ce sont ces médicaments que je prenais jusqu'à récemment.

En quittant le CTE, les médecins nous avaient dit
d'attendre trois mois avant d'avoir des rapports sexuels.

Et de ne pas non plus faire de travaux difficiles.
Avec mon mari,
nous avons attendu deux mois avant de reprendre notre vie sexuelle.
Quelques mois plus tard, je suis tombée enceinte.
C'était à un moment où je ne cessais de tomber malade.
Le premier suivi de grossesse a eu lieu dans un hôpital de mon quartier.
Un ami intime de mon mari y travaillait,
c'est d'ailleurs lui qui a annoncé ma grossesse.
Après, tout le reste de ma grossesse a été suivi par PostEboGui.

La perte de mes enfants a été une grande douleur pour moi,
qui continue jusqu'à aujourd'hui.
Parce que, quand je me suis mariée,
je suis restée deux à trois ans avant d'avoir un enfant.
Ma fille ainée était le seul souvenir qui me restait de mon défunt fiancé.
Un beau jour la maladie l'emporta pour toujours.
Je continue toujours de la pleurer.
C'était un bébé que j'aimais beaucoup à cause de la maladie dont il souffrait.
À cause de cette maladie, je n'ai pas voulu qu'elle aille chez ma maman,
j'ai préféré la laisser à côté de moi.

Quand je suis tombée malade, ma famille m'a beaucoup soutenue.
Mon père était en voyage à Kamsar.
Mais nous communiquions au téléphone tout le temps.
Si au début de mon hospitalisation au CTE je ne parlais presque pas,
quand ça commençait à aller mieux,
je communiquais tout le temps avec mon père au téléphone.
Quand j'ai récupéré ma santé, je suis allée le voir à Kamsar.

LES CHAÎNES DE TRANSMISSION DE LA MALADIE

La propagation de la maladie dans la famille de Kamaldine est emblématique du principal mode de diffusion de l'épidémie. La première personne malade aurait été sa belle-mère. Kamaldine assure les soins à domicile comme le veut son rôle d'épouse et belle-fille. Faute d'amélioration, cette femme est transportée dans une ville voisine où elle décède. Les deux personnes qui ont assuré le transport et ont participé à l'inhumation sont elles-aussi contaminées. Par la suite Kamaldine continue à assurer les soins d'autres personnes malades dans l'habitation, avant que ses enfants, puis elle-même soient malades.

La maladie à virus Ebola se transmet par contact direct avec les liquides corporels provenant d'une personne malade. L'épidémie s'étend sous la forme de foyers — de « chaînes de transmission » disent les épidémiologistes — qui s'allument au gré des déplacements des malades à la recherche de soins, des personnes qui leur rendent visite pour les aider ou qui participent à certains rituels funéraires. Aussi, toutes les personnes à qui sont habituellement dévolues des activités de soins aux malades ou aux défunts sont particulièrement touchées par la maladie (guérisseurs, professionnels de santé, personnes impliquées dans les rituels funéraires).

Les contaminations suivent les lignes tracées par les solidarités sociales, en fonction des rôles sociaux liés aux sexes (genre) et aux professions. Ainsi, au sein des familles, les femmes sont le plus souvent contaminées dans leur travail domestique de soins aux malades, dans des configurations variables (soins aux ascendants, descendants ou collatéraux). En dehors du cadre familial, la contamination suit les réseaux sociaux et l'expression des liens de soutien qui se manifestent par une proximité physique et des contacts corporels, par exemple lors du transport vers un lieu de soins (vers un guérisseur ou une structure sanitaire), ou bien dans la participation à la préparation du corps en cas de décès et la participation aux rituels funéraires.

Des études épidémiologiques réalisées tant en milieu rural qu'urbain, durant la première année de l'épidémie, en Guinée et en Sierre Léone ont montré que 70 à 87 % des expositions à la maladie se sont produites entre membres de la même famille (co-résidants et famille élargie) [FAYE *et al.*, 2015 ; MUOGHALU *et al.*, 2017]. Ces études rapportent aussi que 13 à 26 % des contaminations sont survenues à l'occasion des funérailles. Il apparaît également que les hommes se sont plus souvent contaminés à l'occasion des rituels funéraires que les femmes (TIFFANY *et al.*, 2017). Par ailleurs, en milieu rural en Sierra Léone, 70 % des cas de transmissions secondaires ont été générés par des femmes, contre 30 % par des hommes ; les jeunes enfants (< 15 ans) et les personnes âgées (45-60 ans et > 60 ans) ont généré plus de cas secondaires que les autres classes d'âge (LAU *et al.*, 2017). Ces différents taux d'exposition et de transmission traduisent clairement les différences d'exposition à la maladie selon les sexes et les activités associées. L'effet des structures familiales (famille monogame ou polygame, co-résidence de plusieurs générations), des modes de résidence (foyer polygame résidant dans une seule unité domestique en milieu rural ou dans plusieurs unités distantes en milieu urbain, espaces d'habitations étroits qui entraînent une grande proximité physique avec partage de sanitaires en milieu urbain) constituent autant de configurations qui influencent le risque de contact interhumain et de propagation du virus.

Les études soulignent aussi l'intérêt de l'isolement des personnes malades en dehors des familles pour limiter la diffusion de l'épidémie, « [car] la plupart des transmissions surviennent entre membres de la famille au moment du décès d'un des leurs » (AGUA-AGUM *et al.*, 2016). La maladie Ebola apparaît clairement comme étant une maladie familiale. Les enquêtes réalisées en Guinée auprès des personnes guéries de la cohorte PostEgoGui révèle une moyenne de six personnes malades par famille (mini : 1 – maxi : 18) et une moyenne de quatre décès par famille (maxi : 15) [2].

Ces observations montrent que c'est bien au plus profond des structures et comportements sociaux que s'enracine la diffusion épidémique d'agents pathogènes, pour l'épidémie d'Ebola, comme pour toutes autres épidémies. La maladie à virus Ebola est bien une « maladie de l'intimité sociale », comme l'ont qualifié RICHARDS *et al.* (2015). Là, réside toute la difficulté, qui consiste à informer la population pour limiter les situations à risques de contagion sans favoriser les peurs, le rejet ou l'abandon des malades, ni la rupture des liens sociaux.

2. *Famille* entendu au sens de co-résidants dans un même espace domestique et famille élargie.

SALIMATA

Toute ma famille m'a abandonnée

CONTEXTE

Le rapport de la situation épidémique de l'OMS du 12 novembre 2014 indique 14 098 cas dans les trois pays ; il précise que :

> *la transmission reste intense en Guinée, au Libéria et en Sierra Leone* [...], *en Guinée,* [elle] *est constamment élevée à Conakry et Macenta* [...], *145 nouveaux cas confirmés ont été signalés au cours de la semaine du 9 novembre* [...], *la capitale Conakry continue d'exiger des efforts soutenus pour contrôler la maladie. La ville a signalé dix-huit cas confirmés au cours de la semaine écoulée* [...] *La transmission de la maladie continue d'être élevée à Macenta, dans le sud-ouest du pays, près de la frontière libérienne.*

La presse se fait l'écho des multiples engagements et marques de soutien internationaux. Le président de la République, recevant l'ex-premier ministre britannique M. Tony Blair le 12 novembre, aurait évoqué les impacts économiques d'Ebola. Le 14 novembre, la secrétaire d'État française chargée du Développement et de la Francophonie, Mme Annick Girardin, accompagnée par l'ambassadeur de France et en présence du ministre de la Santé et de l'Hygiène publique de Guinée, visite le centre de traitement Ebola de Macenta construit par la Croix-Rouge française qui sera inauguré dans les jours suivants. La Communauté économique des États de l'Afrique de l'Ouest (Cédéao) offre dix véhicules, la Banque mondiale et l'Unicef en apportent soixante-six de plus ; la compagnie minière russe annonce l'offre « d'un laboratoire mobile et d'un appareil pour prélever le sang des personnes guéries » le 17 novembre. Le ministre de la Jeunesse, en partenariat avec l'Unicef et Plan Guinée, annonce une campagne de sensibilisation impliquant 15 000 jeunes dans toute la Guinée. Depuis le début de l'épidémie, la gestion de crise Ebola s'est immiscée dans le jeu politique national, les partis d'opposition critiquent l'action gouvernementale. Un dessin de presse publié par un quotidien national montre la Guinée étranglée par un virus Ebola.

Salimata et sa fille de 14 ans (Makeme) vivent à Conakry ; elles se sont rendues au centre de traitement de Donka à la mi-novembre 2014, car Makeme est malade depuis quelques jours et Salimata pense être elle aussi atteinte. Les examens biologiques révèlent que seule sa fille est infectée, Salimata doit donc laisser sa fille mais passe le plus de temps possible à proximité d'elle. Makeme, guérie, quitte le CTE deux semaines plus tard ; treize mois ont passé depuis ce moment.

...AVANT

J'ai quarante-trois ans.
Je suis mariée mais en instance de divorce avec mon mari actuel.
C'est la femme de mon père, ma marâtre, qui m'a élevée.
Aujourd'hui décédée, elle ne s'est pas bien occupée de moi.

Je viens du Centre-ville, Hilmara.
J'y habitais depuis le temps du président Lansana Conté
et jusqu'à tout récemment.
J'ai quatre enfants, trois filles et un garçon,
âgés entre cinq ans et vingt-six ans.
Ma fille ainée s'est mariée tout récemment.
Le père de ma fille Makeme habite quant à lui au village.
C'est au village de Faradougou, dans la préfecture de Kindia, que j'habitais.
C'est là-bas où j'ai eu mes trois premiers enfants.
J'ai divorcé de mon premier mari, le père de Makeme, à cause de sa maman.
Je ne m'entendais pas avec elle.
C'est elle qui m'a demandé de divorcer avec son fils
et de quitter le foyer conjugal.
L'homme avec qui je suis mariée actuellement s'appelle Souleymane.

Ma rencontre avec mon premier mari remonte à l'histoire de mes parents.
Ma maman était d'abord mariée à un autre homme.

Après son décès, elle a épousé en secondes noces mon papa.
Ensuite je suis arrivée.
Quand j'avais deux ans, ma maman et mon papa ont eu des disputes.
Ils se disputaient déjà depuis que je suis venue dans leur vie.
Un jour, mon père a frappé sauvagement ma maman,
elle a failli y laisser la peau.
Même son urine était mélangée de sang,
ses défécations étaient sanguinolentes.
Ce sont nos voisins qui ont ramassé des petits cailloux
qu'ils ont mis dans une marmite.
Comme vous le savez,
les gens du village ne connaissent que ce genre de choses.
Ils ont alors chauffé ces cailloux dans la marmite jusqu'à un degré extrême.
Ils ont ensuite versé l'eau sur ces cailloux, puis elle a refroidi.
Ma maman a bu cette eau.
C'est ce qui a finalement permis d'arrêter un peu le sang
qui sortait de son corps.
À la suite de ce drame, ma maman a décidé de quitter le foyer familial.
Elle ne m'a pas prise avec elle, alors que je n'étais âgée que de deux ans.
Elle m'a laissée quand j'étais toute petite.
Cela a continué jusqu'à ce que je grandisse et que je me marie.
J'ai par la suite eu trois enfants.
Quand j'ai fait un accident au niveau du pont de Kabakano,
les gens sont allés dire à ma maman que sa fille a fait un accident.
Ils lui ont dit d'aller me voir car mon état était grave.
Dans ce contexte difficile,
ma mère est venue à mon chevet munie d'une calebasse[1].

J'ai rencontré mon premier mari à l'âge de quatorze ans.
Il m'avait vu faire la bonne chez sa maman.
J'étais en effet partie lui dire : « Maman,
donnez-moi un peu de fonio pour que moi aussi je puisse le cultiver ».
Elle a dit : « Si je te donne ce que me demandes,
il faut que tu viennes dans mon champ m'aider pendant une semaine ».
En réalité, elle voulait que je passe une semaine dans son champ
pour des travaux de défrichage.
J'y ai effectivement passé une semaine.
Mon futur mari est venu me trouver dans le champ de sa maman.

---

1. Récipient d'utilisation courante pour différentes activités ménagères, aussi employé au moment du lavage des morts. La mère de Salimata pensait donc que sa fille était décédée.

Comme nous avons passé toute la journée à travailler,
nous nous sommes ensuite reposés sous l'ombre d'un arbre.
Il a alors dit : « C'est ce genre de fille qu'il faut épouser ».
Ensuite ses deux parents ont dit : « Pauvre fille,
c'est la méchanceté qui a fait que sa maman a quitté le foyer conjugal.
Alassane avait brutalisé la mère de cette fille ».
Ils ont ajouté :
« Nous ne savons pas si celle-ci aussi pourra rester dans un foyer conjugal ».
Mais mon futur mari a dit : « Maman, Papa, aidez-moi à épouser cette fille ».
Nous sommes par la suite revenus aux sages, et les kolas ont été envoyées.
Le mariage a été célébré par la suite.

Après mon divorce avec mon premier mari,
je suis partie d'abord chez ma maman, à Mamou.
Ensuite je suis restée chez le grand frère de mon père
qui résidait alors à Conakry.
J'y suis restée quelques mois.
Un jour, c'était un lundi, j'étais assise devant la façade de la maison,
mon mari actuel était de retour d'une promenade.
Il s'est arrêté devant l'étal d'une amie qui vendait des aliments,
il a acheté une certaine quantité et il m'a demandé de manger avec lui,
je l'ai remercié sans me joindre à lui.
Il m'a demandé mon nom, je lui ai dit mon nom.
Il m'a ensuite demandé si j'étais mariée,
je lui ai dit que j'étais mariée mais que je ne vivais plus avec mon mari.
Il m'a alors dit qu'il m'aimait.
J'ai dit : « Non, vous les hommes de Conakry, je ne veux pas de vous,
vous êtes les hommes de "Tu goûtes, et tu laisses" ».
Mais à force d'insistance, j'ai fini par céder.
Nous nous sommes installés à Nourissaye où nous avons passé quinze ans.
Mon mariage a eu lieu en l'absence de mon père et de ma maman.
Je suis une orpheline, une simple pauvresse.

Au début de mon mariage, ma belle-mère m'appréciait.
Pour autant, dans notre société,
ce n'est pas tout le monde qui accepte sa belle-fille.
Si la belle-fille est une femme courageuse
qui arrive à gagner modestement sa vie,
sa belle-mère va certainement penser
que c'est son fils qui vous donne de l'argent.
Elle va dire donc que vous avez détourné son fils.
C'est ce qui a provoqué mon divorce avec mon premier mari,

après que je lui aie fait trois enfants.
Mais Dieu le sait, même si nous sommes séparés aujourd'hui,
je ne pourrai pas les abandonner.
Même si j'habitais à Conakry, je continuais à les aider.
Je leur envoyais une part de ce que je gagnais au village.

PENDANT

En ce qui concerne Ebola, c'est ma fille qui est venue me rendre visite
à Nourissaya pendant les vacances.
Mes voisins avaient des parents dans la préfecture de Coyah,
où la maladie d'Ebola faisait rage.
Une de nos voisines y est partie aux funérailles de son jeune frère.
Après les cérémonies des funérailles, elle est revenue.
Comme c'était au plus fort moment d'Ebola, j'ai dit :
« Mafoudia, c'est l'époque d'Ebola,
si vous prenez des mesures de précaution, vous allez éviter l'infection,
mais si vous êtes prévue par le Tout puissant, vous n'y échapperez pas ».

C'est dans cette ambiance que ma fille est tombée malade.

Quand ma fille est tombée malade,
je l'ai emmenée chez un docteur, aujourd'hui décédé.
Le docteur lui a fait une perfusion et a aussi prescrit des médicaments.
J'ai acheté tous les médicaments prescrits par le docteur.
Mais l'état de santé de ma fille ne s'améliorait pas.
Quand je lui demandais si ça allait mieux, elle me répondait :
« Maman, je suis malade, il n'y a aucune amélioration.
Maman, je suis épuisée ».

Je lui disais :
« Mais tu souffres de quel épuisement, ou bien veux-tu rentrer au village ? »

Elle disait : « Non, ce n'est pas ça, mais je suis malade, comprends-tu ? »

Je l'ai envoyée de nouveau dans un hôpital dans notre quartier.
Les docteurs de cet hôpital ont extrait son sang.
Après avoir analysé le sang, ils ont dit :
« Nous, nous n'avons pas vu de maladie.
Ce que vous allez faire : ayez le courage et la force, en tant que mère,
de l'emmener à Donka, dans la section consacrée à Ebola ».

Quand je suis partie à Ebola [2], j'ai pénétré à l'intérieur.
Une fois à l'intérieur, on m'a demandé le motif de ma visite,
j'ai répondu : « Je suis malade, ma fille aussi ».

J'ai ajouté qu'on avait beaucoup soigné ma fille sans succès :
« Je suis donc venue pour que vous regardiez s'il s'agit d'Ebola,
pour qu'on le sache, et si c'est une autre maladie, qu'on le sache aussi ».

Ils m'ont demandé mon nom que j'ai décliné : « Salimata ».
Ils ont demandé aussi le nom de ma fille : « Makeme ».
Ils ont pris nos sangs.
Ils nous ont ensuite désigné deux lits, chacune de nous a occupé un lit.
Les deux lits se faisaient face.
Ils nous ont amené par la suite
deux plats de nourriture pour chacune de nous deux.
Mais ma fille n'acceptait pas de manger.
Je venais alors lui dire : « Makeme, il faut que tu manges ».

Elle me répondait qu'elle ne pouvait pas manger :
« Maman, je suis épuisée » répétait-elle.
Je lui disais qu'il faut prendre courage,
la maladie est une question de courage.
Nous sommes restées ainsi du matin jusqu'à la nuit.
À 21 h, les docteurs sont venus me réveiller.
Ils ont demandé qui était Salimata, j'ai répondu que c'était moi.
Ensuite ils ont dit : « C'est vous la maman de Makeme ? »

J'ai répondu que oui.
Ils m'ont alors dit : « Levez-vous, votre résultat est arrivé ».
J'ai demandé :
« Comment est le résultat ? »
Ils ont dit : « vous, Salimata, le résultat de votre analyse est négatif,
mais celui de votre fille est positif ».
Votre fille est atteinte d'Ebola.
J'ai crié en disant : « Il n'y a de Dieu que Dieu, Mohamed est son prophète,
vous allez tuer ma fille ? »
Ils ont répondu :
« Que Dieu nous en garde, maman, nous ne pouvons tuer un Guinéen. »
J'ai répliqué : « Et pourtant c'est ce qu'on nous dit ».
J'ai dit ça, parce que ce sont les gens qui nous disaient cela.
Beaucoup de personnes sont mortes de cette maladie à cause de ça.

---

2. Salimata appelait le CTE « Ebola ».

Elles avaient peur d'aller à l'hôpital,
et que les docteurs leur injectent des piqûres pour les éliminer,
ou bien qu'on leur donne des comprimés.
Mais moi,
Dieu m'a donné le courage d'emmener moi-même ma fille à l'hôpital.
Parce que je crois en Dieu.
C'est Lui qui m'a créée. Lui Seul peut aussi m'ôter la vie.
C'est Lui qui m'a donné ces enfants, Il peut aussi les reprendre.
Je ne peux les arracher de force des mains de Dieu, je n'ai aucune autre force.
J'ai appelé, par la suite, au téléphone, le père de ma fille qui est au village.
Je lui ai dit : « Ta fille est tombée malade. J'ai essayé de la soigner sans succès,
c'est pourquoi je l'ai emmenée à Donka.
Les docteurs ont pris nos sangs, à ma fille et moi.
Le résultat de l'analyse de mon sang s'est révélé négatif
et celui de Makeme s'est révélé positif, elle est atteinte d'Ebola ».
Le père de ma fille m'a alors accusée
d'avoir envoyé sa fille à l'hôpital pour qu'on la tue.
Je lui ai rétorqué : « Moualim [3]*, ils ne vont pas la tuer.*
C'est pourtant toi qui as lu le Coran ».

Il m'a répondu : « Tu as envoyé ma fille pour qu'on la tue ».
Je lui ai encore dit : « Ils ne vont pas la tuer.
Si la volonté de Dieu est qu'elle se rétablisse, elle retrouvera la santé ;
si c'est la mort qui est prescrite par Dieu, elle mourra.
Toi et moi n'avons rien à voir là-dedans, même moi,
si Dieu veut ma mort, il le fera ».

Parce que ma fille avait eu Ebola, toute ma famille m'a abandonnée.
Aucun membre de ma famille n'est venu au CTE
jusqu'à ce que ma fille quitte le centre.
Je partais là-bas tous les jours, je n'avais pas de temps pour autre chose.
J'étais tous les jours à côté de ma fille.
Avant d'arriver, je l'appelais au téléphone.
Sur place, elle sortait s'asseoir d'un côté de la salle et moi de l'autre.
Je l'encourageais.
Je lui demandais toujours de garder la foi.
Je lui disais : « Si Dieu a voulu que tu retrouves la santé, ce sera le cas.
Sinon dans le cas contraire si c'est la mort,

---

3. « Maître » en arabe.

alors je te demande toujours de garder la foi ».
Elle me répondait : « Maman, je garde alors la foi ».

J'ai été retenue en observation au CTE pendant trois jours.
Pendant tout ce temps,
chaque matin les docteurs venaient prendre mon sang pour l'analyser.
Dieu merci, à chaque analyse, le résultat était négatif.
Après les trois jours, on m'a libérée.
Avant de quitter les lieux, j'ai pris une douche.
Les habits et les chaussures avec lesquels j'étais arrivée là-bas
avaient déjà été brûlés depuis longtemps.
On m'a remis de nouveaux habits et de nouvelles chaussures que j'ai mises.
J'ai quitté les lieux.
Mais en partant, j'ai laissé mon téléphone à ma fille.
Pour la rassurer, je lui ai dit que rien de mal ne lui arriverait.
Quand elle m'appelait au téléphone en pleurs, je lui disais :
« Makeme, garde la foi ».
Quand j'étais à l'hôpital,
trois personnes épuisées par la maladie sont mortes dans notre concession.
Ces personnes avaient été admises dans les cliniques de mon quartier.

Au CTE, on était bien traité.
Ceux qui y travaillaient faisaient bien leur travail.
La nourriture était abondante, on ne mourait pas de faim.
Vous êtes servis selon le genre de menu que vous choisissez.
On nous suppliait même pour qu'on mange.
Je n'ai pas souffert de problèmes d'hygiène, tout se passait bien.
Ma fille a passé deux semaines au CTE.
J'étais la seule qui partait lui rendre visite.

APRÈS…

Après le rétablissement de ma fille, nous sommes revenues à Nourissaya.
Le propriétaire de la concession et ses enfants
ne m'ont plus adressé la parole.
Ils ont dit que j'avais mal agi en envoyant ma fille au CTE.
Ils disaient que j'avais amené la maladie chez eux.
Personne ne me parlait plus, ni ne se préoccupait de mon sort.
Quelques jours plus tard,
le propriétaire de la maison nous a demandé de quitter sa maison.
Quand il nous a dit de partir, nous ne sommes pas parties dans l'immédiat.
Il nous a alors insultées en nous traitant de gnan ga madi (« bâtards »).

Nous avons fini par partir.
Je suis maintenant dans un coin, loin, dans le quartier Dalkatoura.
Là où j'habite, la route n'est pas bitumée, il y a quand même le courant.
De plus avec mon actuel propriétaire,
parfois il y a des querelles qui éclatent entre nous.
Des querelles provoquées toujours par la pauvreté.
J'ai beaucoup souffert, j'ai réellement souffert,
j'ai aussi perdu beaucoup de poids.
Personne ne m'a aidée depuis que ma fille a retrouvé la santé.
Ce sont mes voisins qui m'ont fait souffrir.
Ils m'ont chassée.
Là où j'ai trouvé refuge, eux aussi sont méchants envers moi.

Je suis une vendeuse de poisson frais.
J'achetais du poisson à Liberté Pêche, au Port.
Je venais ensuite dans le quartier Hilmara pour le revendre.
J'avais un fonds de capital qui avoisinait cent millions de francs guinéens.
J'avais des clients qui venaient de la préfecture de Forécariah
pour acheter leur poisson chez moi.
J'avais une cliente qui déplaçait un minibus
pour venir acheter le poisson chez moi.
Un carton de poisson était vendu à quatre cent vingt mille francs guinéens.
Je pouvais lui vendre pour une valeur de deux microbus remplis de poisson.
Ceux de la préfecture de Nzérékoré venaient avec un camion.
Mais que Dieu nous préserve d'un mauvais mari.
Moi qui suis devant vous, j'ai travaillé jusqu'à acheter deux voitures,
une pour mon mari et une autre pour moi.
Ce mari a non seulement vendu sa propre voiture mais aussi la mienne.
Je laisse Dieu trancher.
Je ne vais pas le honnir parce que nous avons eu un enfant ensemble.
Je laisse à Dieu le dernier mot.
Quand ma fille est tombée malade,
j'avais déjà acheté du poisson que j'avais mis dans le frigo.
J'ai ensuite embarqué ce poisson dans le véhicule.
Entretemps ma fille est tombée malade.
Qu'est-ce que j'allais faire ?
Me préoccuper de la maladie de mon enfant ou bien de ma marchandise ?
Je ne quittais jamais le CTE, j'y passais toute la journée,
je ne mangeais même pas.
Quand ma fille me demandait quelque chose,
je me précipitais pour savoir ce qu'elle voulait.

Quand elle disait que c'était de la viande qu'elle voulait,
je partais lui en acheter pour une valeur de cent mille francs guinéens.
Tout le reste des malades profitait de ce que j'achetais pour ma fille.
Je leur disais de manger.
Quand elle me demandait de la pastèque,
je déplaçais une voiture pour Hilmara,
afin de lui en acheter une grande quantité.
Quand la pastèque arrivait, je la découpais moi-même,
ensuite les gens de l'hôpital l'acheminaient vers les malades.
Tous les malades du CTE ont prié pour moi.
Mais pour le moment,
j'ai tout perdu, même ma nourriture du jour, je ne la gagne plus.
J'ai aussi perdu tout mon argent.
Depuis qu'on a eu le problème d'Ebola,
même mes amis se sont éloignés de moi.
Au moment où je travaillais, je ne pouvais pas mettre d'argent de côté.
Je devais soutenir mes enfants restés au village.
Leur père subvenait à leurs besoins alimentaires.
Mais moi aussi je devais y contribuer de mon mieux.
Il y a aussi mon papa qui est vieux maintenant
et qui a besoin de mon soutien, par exemple, quand le ramadan arrive.

STIGMATISATION ET DISCRIMINATION DES PERSONNES GUÉRIES

Passée l'épreuve de la maladie Ebola, alors qu'elles espéraient retrouver leur domicile, leurs proches et une vie normale, toutes les personnes guéries rapportent qu'elles ont été confrontées à diverses situations de stigmatisation et de discrimination, aux conséquences immédiates ou à long terme variables. Ainsi, après la guérison de sa fille, Salimata explique qu'elle a dû déménager, et treize mois plus tard sa famille et même ses amies restent éloignées d'elle.

La stigmatisation est l'établissement d'une distinction ou d'une différence dévalorisante ou péjorative, instituée sur la base d'une marque (le « stigmate ») associée à la maladie (GOFFMAN, 1974 [1963]). La stigmatisation des malades – ou d'anciens malades – est une réaction sociale fréquente, décrite pour de très nombreuses affections (cancer, lèpre, épilepsie, tuberculose, VIH, etc.), dans toutes les sociétés, et aux différentes époques de l'histoire de l'humanité. La stigmatisation est liée à la peur de la maladie, de sa possible transmission, et à sa gravité perçue (atteinte corporelle ou handicap visible) ; elle peut correspondre aussi à une forme de changement de statut social attribué à la personne à cause de sa maladie. La stigmatisation se traduit par divers processus de discrimination et d'exclusion, expressions inverses des différentes formes de compassion ou de solidarité.

La stigmatisation des personnes guéries d'Ebola en Guinée a été associée à différentes causes : imputation de l'origine de la maladie (dans une famille, un quartier, un village) et des décès survenus, accusations de malveillance et de sorcellerie ou de complicité avec les acteurs de la lutte contre l'épidémie, etc.

Les discriminations, en attitudes ou en actes, ont été variées dans leur forme et leur intensité : l'abandon (« la fuite ») par le conjoint, l'absence d'expression de solidarité par les membres de la famille, l'interdiction d'utilisation de services communs (points d'eau, sanitaires), l'exclusion des espaces publics, le renvoi de la personne guérie de son domicile par ses parents, l'injonction à déménager pour l'ensemble de la famille, le bannissement du village, l'isolement social (absence de visite), l'exclusion professionnelle... À ces situations imposées par des tiers, s'associent fréquemment une autodiscrimination qui conduit les personnes à restreindre d'elles-mêmes leurs activités sociales ou à contrôler leurs gestes pour ne pas être publiquement l'objet d'attitudes discriminatoires : par exemple, ne pas se rendre à une invitation pour une cérémonie (mariage, baptême) ou bien s'interdire de prendre des aliments dans un plat en commun pour « ne pas gêner » les autres convives. À Conakry, certaines personnes guéries ont spontanément déménagé dès leur sortie du centre de traitement pour changer de quartier et de voisinage.

Toutes les personnes guéries d'Ebola, quel que soit leur statut social, ont été confrontées à diverses formes de stigmatisation. Les professionnels de santé guéris d'Ebola en ont eux aussi été l'objet, y compris de la part de leurs collègues de travail (SOW et *al.*, 2016). Les multiples situations de stigmatisation rapportées sont souvent transitoires, surtout présentes durant les premiers mois suivant la sortie du CTE car ensuite les guéris évitent ou contournent ces situations. Elles ont des conséquences immédiates en accentuant la fragilité psychologique et sociale des personnes guéries, en favorisant les sentiments de détresse et de solitude, en détériorant les situations sociales précaires (Keita *et al.*, 2017). À long terme, elles sont modulées par le statut et le capital économique et social des personnes : les personnes les moins vulnérables économiquement et celles qui avaient avant la maladie un réseau social dense sont parvenues rapidement à amortir les conséquences de la stigmatisation. Pour des femmes âgées, veuves et sans ressources, le déclassement social lié à la maladie a eu des conséquences majeures.

Des situations identiques de stigmatisation des personnes guéries d'Ebola ont été décrites au Libéria (Venables, 2017) et en Sierra Léone (Minor, 2017). Des réponses similaires ont été apportées : délivrance de « certificat de guérison » et organisation du raccompagnement des personnes guéries dans leur lieu de vie pour témoigner de leur non contagiosité ; activités de sensibilisation de la population dans des quartiers, des villages et à l'échelon national, organisées par diverses associations et ONG. Radios, télévisions, affichages et réseaux sociaux ont été utilisés pour diffuser des messages appelant au soutien et à la compassion envers les personnes guéries ; diverses personnalités internationales du sport, de la musique et de la politique, ont prêté leur image pour cette cause. Par ailleurs, en plus de faire valoir leurs besoins spécifiques, les associations de personnes guéries ont eu aussi une importante fonction d'auto-support contre la stigmatisation.

N'Fissa

Nous avons appelé le 115

Contexte

La fin du mois de novembre 2014 marque un triste record en Guinée : il y a eu 638 nouveaux cas dont 426 décès pour ce seul mois. Il s'agira du mois pendant lequel l'épidémie aura fait le plus de victimes. Si le nombre de nouveaux cas a commencé à diminuer dans la région forestière, l'épidémie est toujours très active dans la région maritime. Le 18 novembre 2014 est inauguré le centre de traitement Ebola de Macenta, « trois jours après l'ouverture, nous sommes à une trentaine de patients — et nous refusons des admissions faute de place dans la zone dédiée aux malades suspects et probables » témoigne l'un des médecins (LONGUET, 2014). Sur l'ensemble du pays, les activités d'information ou de formation se multiplient, l'Unicef annonce soutenir la formation de 15 000 enseignants, en prévision de la rentrée scolaire qui a été retardée. Le 28 novembre 2014, c'est autour du président de la République française, M. François Hollande, de venir en Guinée « pour témoigner de la solidarité et du soutien de la France à la Guinée » : il annonce notamment une aide de cent millions d'euros et l'ouverture prochaine à Conakry d'un centre de traitement des soignants. Un article de presse titre : « Hollande a touché une femme guérie d'Ebola à Conakry », et rapporte qu'à l'occasion de sa visite à l'hôpital de Donka, « [il] a pris dans ses bras une femme guérie, [...] il est le premier chef d'État à oser embrasser une femme que ses concitoyens traitent en paria, parce qu'en mars dernier elle était recensée parmi les malades » commente le journaliste. Afin de « renforcer la participation communautaire », des *comités de veille sanitaire** sont mis en place dans les quartiers et les villages pour « aider à l'identification et la gestion des cas ainsi que le suivi des contacts ». Les acteurs de la lutte contre l'épidémie se plaignent d'être toujours confrontés à de nombreuses situations de *résistance** de la part de la population ; le chef de l'État déclare : « Nous serons obligés d'utiliser la force parce qu'on ne peut plus accepter que les gens refusent le contact [avec] les médecins ».

N'Fissa contracte la maladie en novembre 2014, elle est admise dans le centre de traitement de Donka à la fin du mois ; elle raconte son histoire un an plus tard.

...AVANT

Je m'appelle N'Fissa.
Je viens de Coyah, j'ai vingt-huit ans.
J'ai été à l'école jusqu'à la 9e année du collège.

Je suis mariée avec une coépouse.
Je suis la première épouse de mon mari.
Ma coépouse est âgée de dix-huit ans, son fils aîné a eu cinq ans cette année.
Le second a un an et sept mois.
Ma coépouse est une jeune femme peule, elle s'est mariée à un âge précoce, comme c'est souvent le cas chez les Peuls.
Mon mari et sa coépouse sont issus de la même famille.
En ce qui me concerne, avoir une coépouse ne me pose pas de problème, même si mon mari se mariait avec une troisième femme.
Je m'entends déjà très bien avec ma coépouse.
Si je suis occupée, je peux, par exemple,
demander à ma coépouse de préparer le repas à ma place, et elle le fera.
Et vice versa.
C'est dire que nous sommes très proches.

Mon mari a étudié jusqu'en 12e année au lycée.
Lorsque nous nous sommes mariés, il avait déjà abandonné l'école.

Ma maman, décédée d'Ebola au CTE de Donka,
était la deuxième épouse de mon papa.

J'ai six frères et sœurs.
L'un de mes frères est fonctionnaire ; le second aussi.
Le dernier travaille dans une société de commerce.

Je suis issue d'une famille nombreuse.
Notre nombre total atteindrait cinquante personnes.
Les enfants de mon père sont au nombre de vingt,
issus de trois femmes différentes.
Nous vivons tous ensemble.
Certains sont mariés, d'autres pas.

Je suis vendeuse de profession.
Je vendais des habits pour femmes, ça se vendait bien.
Si j'arrivais à écouler beaucoup de mes marchandises,
je pouvais gagner en un jour deux cents mille francs, comme bénéfice.
Suite à ma maladie, toutes mes activités ont été chamboulées.
Alors que j'étais hospitalisée, ma petite sœur, âgée de quinze ans,
qui prenait soin de mes marchandises n'a pas su bien gérer la situation.
Elle a utilisé l'argent qu'on lui donnait comme bon lui semblait.
Du coup, tout a été perdu.

Mon mari est âgé de quarante et un ans.
Ma belle-mère et moi venons du même village.
C'est en Europe que résidait mon mari avant notre mariage.
C'est après son retour en Guinée qu'il a fait ma connaissance,
dans le village de sa maman.
Après son retour en Guinée, nous nous sommes mariés, il y a longtemps.

J'ai eu au total trois enfants, deux seulement sont vivants,
l'ainé a onze ans et le plus petit a un an et quatre mois.
Le cadet était âgé de deux ans et huit mois
lorsqu'il a été emporté par Ebola.

Le benjamin était âgé de quatre mois quand j'ai été touchée par Ebola.

PENDANT

Au mois de novembre 2014, ma maman a été touchée par la maladie Ebola,
chez sa petite sœur à Wapari, préfecture de Coyah.
J'étais alors à Conakry, on m'a appelée au téléphone,
je suis donc partie là-bas.
J'y ai trouvé ma maman, mon fils et mon grand frère malades.
Ma sœur ainée qui était avec moi

a suggéré d'emmener sans tarder notre maman à Conakry.
C'était un dimanche.
Nous avons appelé le 115, le numéro d'urgence de la Croix-Rouge.
Quelques heures après,
les gens de la Croix-Rouge sont venus chercher ma maman
et mon grand frère pour l'hôpital.
Ils ont dans la foulée aspergé toutes les maisons.
Deux jours plus tard, le mardi, ma maman est décédée au CTE de Donka.
Trois jours plus tard, le samedi, mon grand frère est décédé à son tour.

Après le décès de ma maman, nous sommes restés à Coyah
jusqu'à la fin de la période de deuil de sept jours.
Par la suite j'ai pris mon fils avec moi
et nous sommes venus chez ma sœur à Conakry.

Une fois sur place, j'ai remarqué que j'étais malade,
mon fils aussi souffrait de la fièvre.
Ma sœur nous a dit de venir au CTE.
Nous avons pris un véhicule et nous sommes venus au CTE de Donka.
Deux jours plus tard, mon fils est décédé.
Moi je suis restée au CTE jusqu'à mon rétablissement, à la mi-décembre 2014.

Au CTE, j'ai retrouvé mon mari qui était aussi hospitalisé.
J'ai été la première à retrouver la santé.
Mon mari a quitté le CTE en ce même mois de décembre.
Pendant mon séjour au CTE,
ma coépouse s'est très bien occupée de mes enfants.

APRÈS…

Depuis que j'ai retrouvé ma santé,
je n'ai pas eu de rapports sexuels avec mon mari.
Je suis pour le moment en état de maternité,
mon bébé est âgé d'un an quatre mois.
Quand il aura un an et six mois, je vais le sevrer, ce qui ne saurait tarder
puisqu'il ne reste plus que deux mois maintenant.

Après notre retour à la maison,
nos voisins les plus proches nous ont détestés.
Ils ne venaient plus chez nous ; personne ne se rendait plus chez l'autre.
De mon côté, j'ai laissé tout le monde tranquille

Ma vie est très difficile aujourd'hui.
Mon souci est comment subvenir aux besoins de mes enfants
et de ceux de mon défunt frère ?
Comment pourrais-je mettre de l'argent de côté,
en prévision des jours difficiles ?
Comment payer les frais de scolarité des deux enfants de mon défunt frère,
qui sont scolarisés dans des écoles privées ?
Je pourrais peut-être priver mes propres enfants,
mais non les enfants de mon frère.
Ce sont des orphelins qui n'ont plus de père.
Les enfants de mon grand frère décédé sont au nombre de trois.
L'ainé âgé de treize ans et le cadet âgé de huit ans sont à ma charge.
La benjamine âgée de cinq ans réside avec ma grande sœur
qui habite à Kindia.
Leur maman, elle, est décédée depuis longtemps, sans aucun lien avec Ebola.

Mon frère fonctionnaire m'aide parfois
pour les dépenses des enfants de notre frère décédé.
L'argent qu'il me donne, je l'utilise pour payer les fournitures scolaires
et les frais de scolarités des enfants.
Nous nous entraidons donc pour les enfants qui ont perdu leur père.

Je compte relancer mes activités commerciales au moment opportun.
J'associerai ma coépouse à mes activités.
L'activité que nous exercerons nous la ferons ensemble.
Nous irons toutes les deux ensembles vendre,
tout en partageant les bénéfices.
Vous savez, ma coépouse est novice à Conakry,
c'est à Faoutah, Moyenne Guinée, qu'elle habitait.
Même si elle n'est pas habituée à ce genre d'activité,
la vente des habits, je ferai tout pour qu'elle soit vite rodée comme moi.
Il faut donc que je sois près d'elle
jusqu'à ce qu'elle comprenne bien les choses.
Avant de nous aider, le Pam est venu nous prendre en photo,
nous les guéris, et nous a remis des cartes.
Quand ils nous donnaient de l'argent,
c'est au Crédit rural de Yatomaya que nous le recevions.
Le Pam m'a aidée à trois reprises
pour une valeur d'un million huit cent vingt-sept mille francs.

TÉLÉPHONE PORTABLE ET INTERNET, OUTILS DE SOCIALISATION DE LA MALADIE

Lorsqu'elle suspecte que ses proches parents sont malades, N'Fissa fait appel au 115, « le numéro d'urgence de la Croix-Rouge ». En septembre 2014, le ministère de la Santé a mis en place un numéro d'appel gratuit en recommandant le signalement des cas suspects par les familles aux agents de santé ou aux chefs de quartiers. Le slogan « Stop Ebola # 115 » est repris dans tous les journaux, placardé sur des affiches géantes dans Conakry et relayé par des annonces dans les radios. Au plus fort de l'épidémie, le centre d'appel aurait reçu jusqu'à 8 000 appels quotidiens ayant déclenché jusqu'à 100 alertes par jour. Les alertes transmises à la Croix-Rouge entraînaient le déplacement d'un véhicule et d'une équipe pour aller chercher les personnes malades et les conduire vers un centre de traitement ou bien s'occuper des cadavres. Un grand nombre de témoignages rapportent que l'appel au 115 a constitué un moment clé dans les décisions familiales, la première étape de la reconnaissance d'une possible maladie Ebola, parfois au terme de plusieurs jours de négociation entre les proches. Cette ligne téléphonique a été suspendue en février 2016 alors que l'épidémie était considérée terminée.

En Guinée, comme dans la plupart des pays d'Afrique de l'Ouest, la téléphonie mobile et l'accés à internet ont connu un développement spectaculaire ces quinze dernières années. Un grand nombre de personnes y compris en milieu rural disposent d'un téléphone portable, même si toutes n'ont pas toujours un crédit suffisant permettant les appels. Photos, textos, enregistrements audio et vidéo sont quotidiennement partagés et omniprésents jusque dans les villes secondaires et les villages. Téléphones portables et réseaux informatiques ont constitué un support inédit à la socialisation de l'épidémie.

La téléphonie mobile et les réseaux sociaux ont été utilisés par les autorités sanitaires pour l'accompagnement des personnes malades dans les centres de traitement et des personnes-contacts en « quarantaine », et la surveillance épidémiologique. Dans les CTE, l'usage des téléphones portables par les personnes hospitalisées a été encouragé et parfois organisé par les équipes de soins : les communications avec les proches permettent de maintenir un lien avec les familles, d'échanger les nouvelles sur l'état de santé des parents, mais aussi de fournir un témoignage de la manière dont les soins étaient réalisés. De la sorte, les téléphones portables ont permis de s'affranchir des distances et des barrières physiques qui isolaient les malades, permettant le maintien du lien social avec les proches. Cette ouverture a eu comme corollaire imprévu une forme d'immixtion du monde extérieur dans les CTE : nombres de personnes hospitalisées ont témoigné avoir reçu des appels les mettant en garde contre les soins et les professionnels de santé, colportant au sein même des CTE les rumeurs péjoratives et ravivant les craintes de certains malades. Pour les personnes ou les familles en situation de confinement à domicile, le lien possible par téléphone avec les équipes de surveillance a été promu ; il s'agissait de favoriser l'acceptation de l'isolement en fournissant un accompagnement et un soutien psychologique, en apportant des réponses immédiates aux questions et inquiétudes. Dans le domaine de la surveillance épidémiologique, les téléphones portables ont facilité la notification des cas suspects tout au long de l'épidémie, à travers l'usage spontané des personnes ou selon des stratégies fondées sur la distribution de téléphones à différents acteurs clés. Ils ont également été quelques fois employés dans la recherche des personnes-contacts en utilisant les possibilités de géolocalisation des appareils. Quelques messages d'information sanitaire diffusés par les opérateurs de téléphonie à l'ensemble de leurs abonnés ont été aussi transmis sous la forme de textos, dont il est difficile d'évaluer l'impact auprès de la population.

Téléphonie mobile et réseaux sociaux électroniques ont constitué des voies privilégiées de circulation des informations au sein de la population. Nombre de jeunes à Conakry entretiennent des pages Facebook, certains les ont utilisées pour informer de manière préférentielle leurs proches, en particulier ceux de leur village d'origine. Spontanément et en dehors de tout lien avec les autorités sanitaires, ils ont entrepris de relayer les informations sanitaires, de mettre en garde leurs parents villageois sur la gravité de l'épidémie, de les rassurer sur les intentions des acteurs de santé. À travers les échanges répétés entre les personnes résidant à Conakry et celles des villages, des formes de contrôles et de vérifications des informations délivrées par les professionnels de santé dans les villages se sont établies. Les informations sur le nombre de malades dans le village, sur la nature de conseils sanitaires, sur la conduite à tenir, ont été l'objet de discussions et de comparaisons des points de vue pour orienter des décisions d'accueil des équipes sanitaires, l'application des recommandations ou l'orientation des malades vers les structures de soins. Mais les mêmes voies de communication ont aussi contribué à la propagation des rumeurs conspirationnistes sur les origines de l'épidémie, son étendue, et les méthodes de prévention ou de traitement dont il fallait se méfier.

Dans une perspective de santé publique, la réflexion sur l'usage des téléphones portables en situation d'épidémie s'est constituée au fur et à mesure du constat des utilisations qui en étaient faites par la population. Dans une synthèse produite en novembre 2014, un groupe d'anthropologues a proposé d'adjoindre un téléphone portable dans la trousse de soins à domicile, en plus des médicaments contre la fièvre, thermomètre, savon et poudre de réhydratation, pour aider les personnes à prendre des décisions concernant les soins, pour favoriser les échanges avec les acteurs de santé ou diffuser des vidéos d'informations sanitaires (AMERICAN ANTHROPOLOGICAL ASSOCIATION, 2014). La possibilité technique, à partir de téléphone portable, de produire immédiatement des vidéos mettant en scène les professionnels de santé locaux dans leur cadre quotidien d'exercice, expliquant leurs activités, les moyens de prévention et les modes de prise en charge, dans la langue locale, à la manière des vidéos réalisées par A. EPELBOIN mériterait d'être développée. La possibilité de visionner sur des téléphones portables des vidéos enregistrées sur des cartes mémoires ou diffusées par internet offre de nouvelles voies possibles d'information et de mobilisation sociale qui n'ont pas encore été exploitées (EPELBOIN, 2014). Des études conduites pendant l'épidémie attirent également l'attention sur le rôle et le contenu des messages électroniques de micro-blog (Tweet) à la fois comme outil d'appréciation des points de vue de la population sur l'épidémie et comme support d'information à l'attention de la population pour mieux ajuster la communication sanitaire aux préoccupations de la population (ODLUM & YOON, 2015 ; MORIN *et al.*, 2018).

Djiguiba

Je suis allée travailler au centre de traitement Ebola

Contexte

Début décembre 2014, vingt-quatre préfectures sur les trente-trois que comptent le pays ont déclaré des cas de maladie à virus Ebola. Le 7 décembre 2014, le nombre total des cas est de 2 453. Parmi les personnes malades, deux sur trois décèdent. La mise en place des comités de veille se poursuit ainsi que les actions de sensibilisation. La rentrée scolaire n'a toujours pas eu lieu. Des parents d'élèves se plaignent de l'inactivité des élèves, d'autres jugent préférable de repousser la rentrée par crainte de la transmission de la maladie dans les écoles.

Les chefs d'établissement des nombreuses écoles privées de Conakry sont inquiets des conséquences économiques puisque les parents n'ont pas payé les frais d'inscription des enfants, les enseignants vivent dans la menace de l'absence de salaire. La Banque mondiale évoque une possible récession économique en 2015 pour les trois pays les plus affectés. Le 2 décembre 2014, est inauguré le centre de formation des soignants des écoles militaires de Manéah par l'ambassadeur de France en Guinée et le ministre de la Santé. Cette école a pour mission de former les professionnels de santé à la lutte contre l'épidémie. Le 3 décembre 2014, le coordinateur de la réponse française à l'épidémie d'Ebola, le Pr Jean-François Delfraissy, annonce le début prochain de l'essai thérapeutique d'un premier médicament antiviral (Favipiravir) conduit par une équipe guinéenne et française, suggérant ainsi l'espoir proche d'un traitement médical.

Djiguiba est admise dans le centre de traitement Ebola de Donka au début du mois de décembre 2014 ; elle témoigne douze mois plus tard.

...AVANT

J'ai vingt-deux ans.
Je viens de la préfecture de Forécariah.
J'ai trois frères et sœurs.
J'ai été scolarisée jusqu'à la sixième année, dans une école franco-arabe.
J'ai eu au total trois enfants, mais seulement deux sont en vie.
J'ai perdu un enfant lors de mon hospitalisation au CTE de Donka.
Je suis actuellement enceinte de sept mois.
J'ai deux coépouses.
Je suis la troisième.
La première épouse a déjà cinq enfants, la seconde trois.
Nous n'habitons pas dans la même concession.
Les deux premières épouses habitent à Conakry,
moi, dans la préfecture de Forécariah.
Même si elles sont un peu plus âgées que moi, elles sont toutes jeunes.
Mes deux parents sont morts, ils ont été emportés par Ebola.

Je suis mariée avec le fils de ma tante paternelle, mon cousin.
Je lui étais destinée depuis l'âge de quatorze ans.
Nous nous sommes mariés une année après.
Personne ne m'a obligée à l'épouser.
C'est un mariage familial arrangé par nos parents.
Mon mari est mécanicien chauffeur, il travaille à son compte.
Je ne connais pas son revenu, mais il gagne bien sa vie.
Même s'il gagne la dépense de sa famille,
il n'y a pas beaucoup de travail en ce moment.
Il habite en location à Conakry,
mais il est en train de construire sa propre maison.
Une fois qu'il aura terminé, nous habiterons tous sous le même toit.

Lors du sarahey [sacrifice] [1] *à l'occasion du décès de son père,*
ma maman est allée à Cataraica, dans la préfecture de Forécariah.
Deux mois plus tard, elle est tombée malade.
À l'époque on nous parlait de cette maladie à la radio,
mais personne n'y croyait.
Moi, j'avais fait attention aux informations
données par la radio sur la maladie.
J'avais vu les symptômes sur ma maman.
J'ai alors essayé de mon mieux d'éviter d'être trop près d'elle.
Ma maman décéda au bout de trois jours de sa maladie.
Touché par la même maladie, mon père la suivra, quelques jours plus tard.
Tous les frères en contact étroit avec mes deux parents
ont été emportés par Ebola.
Ce sont au total six enfants de ma maman qui ont péri de cette maladie.
L'un de mes frères est décédé à Forécariah, un autre à Donka.

PENDANT

C'est dans cette ambiance que j'ai eu cette maladie.
Quand je suis tombée malade, nous avons été d'abord dans une clinique,
chez nous à Gnabory.
Après l'analyse de sang dans cette clinique,
le médecin nous a dit qu'il s'agissait du palu.
Il m'a alors prescrit des médicaments que mon mari a achetés.
Le lendemain, je suis allée faire la perfusion.
Quelques jours plus tard,
les gens de la Croix-Rouge sont venus me chercher avec mes trois enfants.
Nous avons été emmenés au CTE de Donka, à Conakry.
J'étais enceinte.
J'y ai passé deux mois.
Tous ceux qui sont venus me trouver là-bas
sont repartis en me laissant sur place.
C'est à cause de ma grossesse que je suis restée longtemps à Donka.
Les médecins blancs ont fait mon échographie,
le résultat a montré que l'enfant ne respirait pas bien.
Ils m'ont fait entrer dans la salle, j'ai ensuite accouché.
Le nouveau-né n'a pas survécu.
Durant mon séjour au CTE, mon mari s'est très bien occupé de moi.

---

1. Rituel religieux musulman organisé sept jours ou quarante jours après le décès pour le repos de l'âme du défunt.

Il n'a pas changé de comportement, d'autant plus que je suis sa cousine.
Il n'a pas dit, par exemple :
« Celle-là est malade, il faut que je m'éloigne d'elle ».

Quand je suis tombée malade,
mes coépouses ont dit que mon mari était atteint d'Ebola.
Elles ont mis son bol, son seau d'eau, son chiffon
et tout ce qui lui appartenait, dans un endroit précis de la concession.
Ses propres enfants avec qui il avait l'habitude de manger
refusaient de manger avec lui.
Quand il les appelait pour venir manger, ils disaient :
« Non, papa, nous ne mangerons pas avec toi, tu es malade ! ».
Et mon mari venait me rendre visite tous les jours au CTE.
Il a alors dit à ses autres femmes :
« Regardez ce qui est arrivé à votre coépouse, elle se rétablira,
personne ne peut volontairement donner une maladie à quelqu'un.
Tout ce qui arrive à un individu, c'est le destin.
Je continuerai d'aller lui rendre visite jusqu'à ce qu'elle se rétablisse.
J'aurai la même réaction si l'une de vous tombait malade,
même si vous avez refusé de rendre visite à votre coépouse. ».
Avant même ma maladie, mes coépouses et moi ne parlions pas.
Quand mes parents et mes frères sont décédés,
elles ne m'ont pas adressé leurs condoléances.

Cette maladie a été une véritable tragédie pour moi.
J'ai perdu des gens de valeur,
des gens qui représentaient de l'espoir pour moi.
Une personne avec qui vous partagez tout,
si ce genre de drame vous arrive et qu'elle se comporte de la sorte,
vous allez adopter une position de retenue envers elle,
même si vous êtes très jeune.
C'est pourquoi je les ai laissées tranquilles, je n'ai aucun besoin d'elles.
Je ne parle qu'avec mon mari.

APRÈS...

On a appelé mon mari pour qu'il vienne me chercher.
Il a dépêché une voiture de son garage pour venir me chercher.
Nous sommes d'abord partis chez lui à Touremali, à Conakry,
ensuite à Forécariah.
Il est resté auprès de moi pendant une semaine.
Le jour de ma sortie du CTE,

*les docteurs m'ont donné un cadeau sous forme d'un colis.
Ils ont aussi donné aux enfants qui étaient avec moi ainsi qu'à mon mari.
Des préservatifs étaient dissimulés à l'intérieur du colis.
C'est seulement arrivé à la maison, qu'on les a vus.
J'ai distribué mes préservatifs aux jeunes de mon quartier.
Mon mari a gardé les siens dans un tiroir sous le pied de notre lit
et a gardé les clés.
Mais comme moi aussi j'avais des clés de secours,
j'ai attendu son retour à Conakry pour distribuer ses préservatifs
dissimulés dans un sachet noir fermé à l'un de ses apprentis.
L'apprenti pensait que c'était des « bonbons » que je lui ai donnés.
C'est quand il est rentré à Conakry
qu'il m'a appelé pour me dire pourquoi je lui avais fait ça.
J'ai agi de la sorte parce que je ne voulais pas que mon mari les utilise.
Je ne voulais pas qu'il s'y habitue,
de crainte de ne pas pouvoir s'en départir ensuite.
Mon mari ne s'est pas fâché de mon action, même s'il a un peu râlé.
Après mon rétablissement, j'ai eu un petit problème avec mon mari.
Il m'avait en effet demandé d'aller acheter du riz.
Une fois le riz acheté, je l'ai revendu à six cents mille francs guinéens.
Je ne lui ai pas remis son argent, d'où le malentendu entre nous.
Ce différend nous a opposés pendant un moment.
Mon mari ne me parlait plus, ne m'appelait pas au téléphone,
il se fichait de mon sort.
Comme j'avais refusé de lui remettre son argent,
il a décidé de ne plus payer la dépense pendant six mois.
Moi aussi je suis rentrée chez moi à Gnabory.
Il ne m'appelait plus, et moi non plus.
Quand j'ai commencé le travail au CTE de Forécariah,
les gens m'ont conseillé de lui remettre une partie de son argent.
Quand je terminais le boulot,
je l'ai appelé pour lui donner une partie de son dû.
Je l'ai donc remboursé petit à petit.
Je ne lui ai pas remis la totalité de la somme,
mais je lui en ai remis une partie quand même.
Nous nous sommes réconciliés par la suite.
Comme je lui ai donné son argent, la réconciliation est venue.*

*Quand j'ai quitté le CTE, aucun de mes voisins ne s'approchait de moi.
Pendant trois mois, ils n'acceptaient pas que mes enfants
s'approchent des autres enfants du voisinage.*

Durant tous ces temps, je ne jouais qu'avec mes enfants.
C'est avec eux seulement que je mangeais.
Certains de mes voisins qui connaissaient Dieu,
qui savaient que nous sommes amenés à mourir,
sont revenus à des meilleurs sentiments.
Depuis que j'ai perdu mes parents, mes frères et sœurs,
il y a des gens qui osent encore s'approcher de moi
et échanger des amabilités.
Certains peuvent avoir des mots réconfortants
pour que je puisse oublier mon drame.
Je plaisante avec certaines personnes autrefois réticentes envers moi.
Certaines de ces personnes n'ont plus peur de s'approcher de moi,
d'autant plus que nous les guéris,
nous sommes maintenant immunisés contre Ebola.
Ce sont plutôt ceux qui n'ont jamais été atteints par Ebola
qui devraient avoir peur de leur sort.
Les malades, eux, ont déjà pris le médicament d'Ebola.
Même les journalistes ont dit que les guéris ne représentent aucun danger.
Toute maladie émane de la volonté de Dieu.
Et depuis qu'il y a eu la sensibilisation,
les gens ont commencé à être de nouveau en confiance avec nous.

Quand j'ai retrouvé ma santé, je suis allée travailler au CTE
pour une durée de quatre mois.
Même si c'est au CTE de Donka que j'ai été traitée,
c'est au CTE de Forécariah que j'ai été embauchée.
Comme je n'avais pas signé de contrat,
on me donnait comme salaire cent mille
ou deux cents mille francs par semaine.
Mon travail était de sensibiliser les nouveaux malades
qui refusaient de s'alimenter.
Quand les malades venaient, je les réconfortais.
Je leur disais que j'étais moi aussi une guérie d'Ebola.
Quand un malade venait, je l'encourageais aussi à prendre ses médicaments.
Ce qui lui donnait le courage d'utiliser son médicament
jusqu'à ce qu'il retrouve la santé.
Quand certains malades quittaient le CTE,
ils invoquaient le Tout-Puissant pour moi, puisque, quelque part,
je leur avais sauvé la vie.
Toutefois certains malades étaient très têtus,
ils n'acceptaient pas de s'alimenter.

Ils disaient qu'on tuait les gens,
qu'on leur donnait des médicaments périmés et qu'on les empoisonnait.
J'ai finalement quitté le travail quand je suis tombée enceinte,
pour éviter que les produits qu'on utilise au CTE n'affectent le fœtus.
Il y avait un produit qu'on appelait cinq et trois[2].
Le produit appelé cinq est un chlore avec une forte odeur.
En l'ouvrant, il faut prendre ses distances,
sinon l'odeur risque de vous renverser.
C'est pourquoi on m'a dit si je pouvais supporter l'odeur,
il n'en est pas de même pour le fœtus qui était dans mon ventre.
En même temps, en étant en contact permanent avec les malades,
le virus de la maladie pouvait toucher le fœtus.
C'est pour toutes ces raisons
que j'ai été congédiée en attendant mon accouchement.

Avant ma maladie, j'étais couturière.
Je n'ai plus d'activité, tout a été anéanti.
Je resterai tout de même couturière,
parce qu'on n'exerce que le métier qu'on connaît.
Mais depuis que j'ai quitté le CTE, je ne fais aucun travail.
C'est moi qui suis à la charge de mon plus jeune frère.
Les quatre enfants de mon frère décédé à Gnabory sont aussi avec moi.
Quand vous êtes une guérie d'Ebola, les gens continueront de vous éviter.
Ils auront peur de vous, même après votre rétablissement,
sauf ceux qui craignent Dieu.
Mais ceux qui ne connaissent pas Dieu auront toujours peur de vous.
Par exemple, sur votre lieu de travail, tout le monde vous évitera.
Vous resterez seul assis dans un endroit
et personne n'osera s'asseoir à côté de vous.
C'est tout ce qui a détruit mon travail.
On a tous honte de tendre la main tout le temps à quelqu'un.
Si j'avais une autre activité que j'exerçais,
il y aurait de l'entraide entre mon mari et moi.
Mais si vous n'avez pas de métier, même si c'est un amant,
il n'aura pas confiance en vous, il vous considérera comme une traînée[3].

Quand on traverse un drame tel que celui que j'ai vécu,
cela risque d'affecter votre esprit.

---

2. Ces nombres font référence aux concentrations en chlore — à 3 ou 5 % — des liquides de désinfection.
3. Femme de mauvaise vie.

Certaines personnes peuvent même être victimes de troubles mentaux,
elles ne pourront pas raconter ce qu'elles ont enduré.
Dieu merci, je n'ai pas eu ça.
Depuis que j'ai eu ces décès et que j'ai été ensuite traitée,
c'est mon esprit qui m'a aidée à supporter les décès survenus
au sein de ma famille.
Mon cœur s'est rappelé certaines choses.
C'est ce qui fait que j'arrive à me souvenir de ce que je vous ai raconté.
Le choc était énorme.
En même temps,
la croyance et l'acceptation du destin m'ont été d'un grand secours.

GUÉRIS D'EBOLA ET PATIENTS EXPERTS

Quelques semaines après sa sortie du centre de traitement, Djiguiba est sollicitée pour y travailler.

Assez rapidement dans l'organisation de la réponse de santé publique, des personnes guéries ont été invitées à rejoindre les équipes en charge de la lutte contre l'épidémie. En fonction de leurs compétences antérieures, elles ont été associées aux équipes d'information et de sensibilisation, aux équipes de suivi des personnes-contacts, ou aux activités de soins dans les centres de traitement. Le recrutement de ces personnes répondait à la nécessité de leur faire porter un message positif sur cette maladie dans la population générale ou auprès des personnes atteintes. Il s'agissait qu'elles témoignent de l'existence de la maladie, mais surtout de la possibilité d'en guérir et de la bonne qualité des soins que les personnes malades pourraient trouver dans les centres de traitement. Leur immunité leur permettait aussi d'assurer des soins aux malades sans risque de contracter encore une fois la maladie.

Dès qu'ils en eurent l'occasion, les responsables des ressources humaines des centres de traitement ont donc associé des personnes guéries aux équipes de soins. Elles furent mises à contribution pour rassurer les personnes nouvellement admises, conseiller les accompagnants, réconforter les malades, les encourager et les aider à s'alimenter et à accepter les prescriptions médicales. Nombre d'entre elles avaient déjà investi spontanément ce rôle lors de leur propre hospitalisation dans le CTE. Les relations d'entraide et de solidarité entre malades furent courantes, ceux qui commençaient à recouvrer la santé venant en aide à leurs voisins en difficulté. Des femmes guéries ont été engagées pour s'occuper des enfants aux différentes étapes de leur itinéraire dans le CTE, y compris ceux infectés et hébergés dans la zone des malades, ou bien ceux dont la mère était hospitalisée ou décédée. À l'acmé de l'épidémie, dans quelques CTE, ce sont de véritables crèches qui ont été organisées, employant plusieurs femmes pendant quelques mois.

Le travail dans le CTE, au décours de leur maladie, fut pour ces femmes une expérience singulière. Ce fut pour la plupart d'entre elles leur première activité professionnelle après leur convalescence. Revenir dans un CTE fut d'abord une confrontation avec leur histoire personnelle, le rappel de leur peur, de leur souffrance liée à la maladie et la perte de leur proche parent pour la plupart d'entre elles. Mais ce fut aussi une occasion de renouer avec une activité sociale valorisée dans l'espace bienveillant constitué par la communauté des personnes travaillant dans le CTE.

Au sein des équipes de soins, l'activité de ces femmes était considérée comme une forme de dévouement, suscitant respect et considération, qui allait à l'encontre des manifestations de stigmatisation et de discrimination dont elles ont été souvent victimes au décours immédiat de leur maladie lors de leur retour à domicile. Ces engagements ont été loués par diverses autorités sanitaires et politiques, et ont fait l'objet d'articles élogieux dans la presse nationale et internationale, les présentant comme les héros de la lutte contre l'épidémie. Par ailleurs, dans le contexte de pauvreté et de dépendance économique à l'égard du conjoint ou de proches, travailler dans le CTE fut une opportunité de trouver un emploi rémunéré alors que l'activité professionnelle antérieure avait été interrompue du fait de la maladie et que sa reprise était encore impossible ou difficile. Au total, le nombre de personnes guéries qui ont travaillé dans les CTE répartis sur l'ensemble du pays fut relativement faible, quelques dizaines tout au plus ; ce furent majoritairement des femmes.

L'engagement de personnes guéries de la maladie à virus Ebola dans la riposte à l'épidémie, alors qu'elles n'avaient préalablement pas d'activité professionnelle en lien avec la santé, rappelle diverses situations et formes de mobilisations que l'on peut observer dans d'autres contextes et pour différentes maladies. L'implication de malades guéris dans les activités d'un dispensaire ou d'un service hospitalier est une situation fréquente dans nombre de pays d'Afrique.

Ces situations sont favorisées par la fluidité des rôles professionnels qui permettent à un supérieur hiérarchique de confier à un subalterne des fonctions que ce dernier a remplies du fait de sa seule longue présence, à travers un apprentissage quotidien (OLIVIER DE SARDAN & JAFFRE, 2003). À l'échelon le plus périphérique de la hiérarchie professionnelle, ce sont parfois des personnes qui n'ont d'autre formation que leur histoire d'ancien malade à qui sont confiées certaines tâches, le plus souvent d'accompagnement, parfois des petits gestes médicaux. Certains anciens malades ont pu ainsi trouver, au sein de l'institution où ils avaient été soignés, un espace de vie lorsqu'ils étaient rejetés par leurs proches du fait de leur maladie.

Le travail des personnes guéries d'Ebola dans les CTE rappelle ces situations, mais leur engagement est aussi à rapprocher de celui des « patients experts ». Le terme de « patient expert » est employé depuis les années 1990 dans le contexte de l'épidémie à VIH et des dynamiques associatives militantes (KIELMANN & CATALDO, 2010 ; BUREAU *et al.*, 2014). Il fait référence à la reconnaissance d'un savoir acquis par l'expérience de la maladie de la part des personnes qui sont – ou ont été – malades. La reconnaissance de ce savoir s'est traduite par la participation des personnes concernées dans l'organisation des soins, et en particulier dans les pays du Sud par leur engagement dans des activités de prévention ou d'accompagnement des soins, parfois aussi dans leur participation à des équipes de recherche en santé. Souvent désignés par les termes de « accompagnateurs psycho-sociaux » ou « médiateurs associatifs », ils ont souvent un rôle d'intermédiaires — de médiateurs — entre les professionnels de santé et les patients. C'est ce rôle qui a été attribué aux personnes guéries d'Ebola travaillant dans les CTE, en s'appuyant sur leur expérience vécue de la maladie et la reconnaissance d'une forme de compétence culturelle liée à leur proximité sociale avec les personnes hospitalisées. Cette capacité d'expertise est également mise en avant par les personnes qui se sont regroupées au sein des associations de personnes guéries d'Ebola.

DJENABOU

Je n'exerce plus mes activités commerciales

CONTEXTE

Fin décembre 2014, on compte encore 569 nouveaux cas en Guinée et 385 décès dans le mois. C'est la première amorce d'un déclin, encore faible. Prudemment, l'OMS considère que « la tendance nationale fluctue depuis septembre et aucune tendance à la hausse ou à la baisse n'est perceptible dans le pays ». Le 6 décembre 2014, un hygiéniste de la Croix-Rouge de N'Zérékoré décède dans le CTE de Macenta. Depuis le début de l'épidémie, près de 150 professionnels de santé (infirmier.es, médecins, étudiant.es en médecine, agents d'entretien, etc.) ont été contaminés, quatre-vingt-sept sont décédés (60 %).

La majorité des contaminations surviennent lors de pratiques médicales réalisées en dehors des structures de soins dédiées à Ebola et des structures de soins officielles. À Conakry, sur un drap blanc accroché à la grille du cimetière à proximité de la mosquée Fayçal, quelqu'un a écrit à la peinture noire : « Les médecins meurent tous les jours de la maladie Ebola en sauvant des vies. Nous ne sommes pas protégés. Aidez-nous. 75e victime enterrée ». Dans le bulletin épidémiologique de la fin du mois, l'OMS mentionne aussi que « la résistance de la communauté aux mesures de réponse et les mouvements de population à l'intérieur du pays posent des défis majeurs pour contenir l'épidémie en Guinée ».

Les « résistances » sont en effet fréquentes sur l'ensemble du pays, souvent alimentées par des défauts de communication avec la population : à Conakry, le 4 décembre les habitants du quartier de

Yimbaya-école manifestent violemment contre un projet de construction d'un centre de traitement Ebola sur l'emplacement d'un terrain de foot ; le 15 décembre 2014, ce sont les habitants de Pamélap, petite ville frontière avec la Sierra-Léone qui protestent devant le Premier Ministre pour refuser la construction d'un centre de traitement de crainte que cela contribue « à faire venir des malades » ; à Kissidougou, le 19 décembre, la population s'oppose à la construction du nouveau centre de transit, les installations de MSF dans la localité sont saccagées…

Dans le même temps, un centre de traitement Ebola est inauguré à Wonkifong, à proximité de Coyah, une entente avait été trouvée avec les habitants de Coyah qui s'étaient eux aussi d'abord opposés à cette construction : le centre est situé à l'écart de tout village, en pleine brousse. La mobilisation internationale se poursuit : l'Union africaine et le gouvernement de la République démocratique du Congo affectent quatre-vingt-un agents de santé en Guinée ; les Pays-Bas annoncent un don de 5,6 milliards de francs guinéens (environ 600 000 €).

Djenabou est une habitante de Conakry, elle est contaminée vers la mi-décembre 2014, hospitalisée au centre de traitement de Donka vers la fin du mois de décembre 2014, elle raconte son histoire onze mois après.

…Avant

Je suis née en 1963.
Je viens du quartier Timboma à Conakry.
Je m'étais mariée à l'âge de quatorze ans.
Mon mari est décédé suite à cette maladie, Ebola,
à l'âge de soixante-deux ans.
J'ai sept enfants.
L'une de mes filles, Sarata,

née au seizième jour de la prise de pouvoir par l'armée en 1984 [1],
est décédée d'Ebola cette année 2015.
Diplômée universitaire, elle était mariée, mère de trois enfants.
Nabintou, l'aînée de mes enfants, est née en 1982.
Elle n'a pas pu terminer ses études universitaires
à cause d'une maladie qui lui provoquait des maux de tête récurrents.
Elle a été obligée d'arrêter les études un an avant le diplôme.
Même si elle a retrouvé la santé par la suite,
elle n'a pas pu relancer ses études.
Elle s'est depuis mariée et vit actuellement dans la préfecture de Kindia.
J'ai un autre enfant diplômé de l'université.
Doura, un autre de mes enfants, est entré à l'université cette année.
Lui et son frère aîné sont avec moi à la maison.

Quand j'étais toute petite,
mon mari était déjà en 3e année de l'école primaire.
Il venait nous rendre visite à la maison.
On raconte dans la famille que mon père lui disait :
« Regarde toutes mes filles, et dis-moi celle que tu aimes ».
Mon mari me montrait du doigt en disant que c'était moi qu'il voulait.
Alors mon papa lui répondait :
« Toi tu ne voudrais pas de celles qui marchent déjà,
tu préfères celle qui n'a pas encore marché ! ».
Il ajoutait : « Regarde autour de toi celles qui marchent déjà ».
Mais mon mari disait toujours que c'était moi qu'il préférait.
C'est dans cet esprit que j'ai grandi jusqu'à la célébration de notre mariage.
C'est après avoir abandonné les études
que mon défunt mari s'est lancé dans le commerce,
au temps du président Sékou Touré.
Il faisait le commerce du sel
entre les différentes villes de l'intérieur de la Guinée.
Je n'ai pas eu de coépouse.
Mon mari n'appréciait guère la polygamie.
Il était le fils de ma tante paternelle, mon cousin.
Je suis l'unique femme qui lui a fait des enfants [2].
Nous étions très amis, mon mari et moi.

---

1. Référence à la prise du pouvoir par l'armée guinéenne le 3 avril 1984 dirigé par le colonel Lansana Conté, devenu le second président de la Guinée (de 1984 à 2008).
2. C'est une façon de dire que son mari lui a été fidèle.

PENDANT

Ma sœur aînée, Oumou,
habitait dans la ville de Coyah où elle est tombée malade.
Je suis partie la chercher pour l'emmener chez moi,
dans le quartier de Timboma, à Conakry, pour prendre soin d'elle.
Au troisième jour de son arrivée chez moi, elle est décédée.
Après son décès, nous, les membres de notre famille,
nous avons amené son corps à Coyah pour y être inhumé.

Après les funérailles de ma sœur,
nous sommes restés sur place jusqu'au sacrifice du septième jour du décès.
Un second sacrifice devait avoir lieu un samedi.
Entre temps, je suis partie au marché, mais j'étais très fatiguée.
Même si aucune autre partie de mon corps ne me faisait mal,
je souffrais d'épuisement au niveau des épaules.
Quand je m'asseyais, je ressentais de l'épuisement.
Quand je revenais du marché, je m'étalais tout de suite sur le fauteuil.
Mon mari n'arrêtait pas de dire :
« Tu es tout le temps étalée sur le fauteuil, qu'est-ce qu'il y a ? ».
Je dormais sans arrêt.
À la prière de l'aube, il était difficile pour moi de me lever et de l'accomplir.
J'étais obligée de prendre la douche plusieurs fois dans la journée.
Même si j'étais habituée à cela, ce jour-là la douleur était intense.
À mon retour du marché, j'ai dit à mon mari :
« Sokho [3], je souffre de fatigue et d'épuisement ».
Il m'a répondu : « Il faut que nous allions à l'hôpital ».
Mais, comme vous le savez,
le Noir ne va à l'hôpital que quand la maladie l'épuise à l'extrême [4].
Je négligeais toujours l'idée d'aller à l'hôpital.
La nuit du même jour, je me suis encore plainte de fatigue.
Mon mari a insisté pour qu'on aille à l'hôpital de Forécariah.
Je lui ai dit : « Mon problème n'est pas d'aller ou pas à l'hôpital.
Je souffre déjà de gastrique » [5].
Le lendemain, au matin, mes amies voulaient qu'on sorte ensemble.

---

3. En soussou, « Mon mari », expression intime chez la femme soussou pour appeler son mari.
4. En soussou : *Forey*, « le Noir ». Pour la majorité de la population les coûts des soins hospitaliers sont extrêmement élevés dans un pays comme la Guinée.
5. En soussou, « gastrite ».

Je leur ai dit que j'étais épuisée.
Mon mari a alors dit d'aller voir le médecin qui a l'habitude de me soigner.
Je lui ai encore dit que je ne voulais pas y aller ce jour-là.
Le jour du deuxième sacrifice, toute ma famille était réunie.
Les gens étaient venus d'un peu partout.
Moi, j'étais cloîtrée dans la chambre.
Mon grand frère a alors essayé de me joindre au téléphone sans succès.
Quand le téléphone sonnait, je n'avais pas la force d'y répondre.
Mon grand frère, qui était en voyage à l'intérieur du pays,
a appelé mon mari pour demander après moi.
Ce dernier l'a informé que j'étais malade.
Mon frère a alors appelé les autres membres de la famille
qui se trouvaient à Coyah pour les informer.
Le lendemain, mes frères et les membres de ma famille sont venus me voir.
Mon sang était déjà déformé.
J'avais presque perdu la notion de réalité.
C'était maintenant mon mari qui s'occupait de moi.
Il me lavait.
J'étais pendant toute la journée dans l'eau.
Au bout de quelques jours, j'ai cessé de parler.
Finalement,
mon mari et mes frères m'ont emmenée à l'hôpital Santo de Conakry.
J'y ai passé trois à quatre jours sans aucune amélioration de mon état.
Mon mari et mes frères
ont alors décidé de m'emmener à l'hôpital Ignace Deen, à Conakry.
Là-bas, les médecins n'ont pas voulu nous recevoir.
Ils nous ont suggéré d'aller à l'hôpital Donku.
Toute cette histoire s'est déroulée alors que j'étais inconsciente,
d'après ce qu'on m'a raconté.

À l'hôpital de Donka, nous avons été d'abord reçus à l'accueil.
Les médecins chargés d'Ebola m'ont ensuite tirée de là
pour m'emmener à l'espace qui lui était consacré.
Au début, il était prévu que je reste deux jours,
mais finalement je suis restée quatorze jours.
Pendant que j'y étais, les médecins ont interdit qu'on me rende visite.
Cette interdiction a beaucoup affecté mon mari,
vu qu'il m'aimait énormément.
Durant tout mon séjour au CTE de Donka,
je ne savais pas que mon hospitalisation était due à Ebola.
Je ne m'étais pas retrouvée.

En même temps, je n'arrivais ni à manger ni à boire.
Je ne faisais rien.
Alors que j'étais toujours hospitalisée, un mercredi matin,
mon fils est venu me rendre visite. Les docteurs l'ont habillé en blouse rouge.
De la barrière qui nous séparait, il m'a appelée : « Maman ? ».
J'ai ouvert les yeux, avec beaucoup de difficultés, ensuite je l'ai regardé.
J'ai répondu : « oui ».
Il m'a alors dit : « Wallayi, papa aussi est malade ».
Sur le coup, je pensais que c'était une maladie bénigne.
Mon mari a été emmené dans la foulée de sa maladie à l'hôpital de Donka.
Il y est resté seulement deux jours avant de s'éteindre.
Après le décès de mon mari,
les gens étaient venus difficilement pour les condoléances d'usage.
Mes enfants en étaient très abattus.
De ce fait, ils ne quittaient plus la maison.
Même pour aller au marché,
ma fille était obligée de commissionner quelqu'un d'autre
pour les achats de condiments.
Dans la rue, les gens n'arrêtaient pas de parler de nous.
Trois des enfants de mon papa sont décédés, plus ma fille et son petit enfant.
Ils ont dit que ce sont les djinns (esprits) qui s'en sont pris à ma famille.
Une ruelle qui menait de chez nous vers la route principale
a été mise au ban par les riverains.
Mon mari avait dit avant sa maladie :
« Comme les gens ont volontairement banni cette ruelle,
je la barrerai une fois ma femme rétablie ».
Concernant mes voisins, je n'ai aucun problème avec eux.
Je suis toujours avec mes amies avec qui j'étais dans le séré[6].
Si, par hasard, je ne venais pas dans une réunion,
on m'appelait toujours pour que je vienne.
Après m'avoir quittée, mon fils a appelé mes frères pour leur dire :
« J'ai appelé ma maman, elle m'a répondu ! »,
selon ce qu'on m'a rapporté plus tard.
Mes frères criaient de joie.
Ils demandaient, à l'autre bout du téléphone : « Elle a vraiment répondu ? ».
C'est à ce moment que les gens ont commencé à me rendre visite à l'hôpital.
Ils étaient nombreux à y venir.
Il y avait tellement de monde

6. Du soussou, « tontine » : association de femmes autour d'une activité mutualisée, souvent d'épargne et de crédit en Afrique de l'Ouest.

que les docteurs étaient obligés d'en chasser certains.
Quand mes enfants me rendaient visite, je leur disais :
« Votre papa me manque ».
J'ajoutais, en pleurs :
« M'a-t-il abandonnée, comme je suis tombée malade ? ».
Ils me répondaient
qu'il était parti dans la préfecture de Boké soigner des douleurs de rein.
Mais je n'avais aucun moyen de le joindre.
Quelques jours après, j'ai pris conscience que j'étais dans un hôpital.
Alors que j'étais toujours au CTE de Donka,
ma fille, Fatou, est venue me rendre visite.
Elle venait de perdre son bébé âgé d'un an, et avait les seins gonflés.
Même si je n'avais pas complètement repris ma santé,
je me rappelle de cette visite.
Quand je l'ai vue, la première question que je lui ai posée était :
« Où est le bébé ? ».
Elle m'a répondu que la grand-mère paternelle du bébé
l'a emmené dans la préfecture de Forécariah.
En réalité, elle ne voulait pas seulement augmenter ma peine.
Le bébé était décédé quelques jours auparavant.
C'est seulement le père de l'enfant qui l'a enterré.
Les gens sont difficilement venus.
Ils avaient cessé de venir chez moi.
Quand les docteurs ont vu les seins gonflés de ma fille,
ils lui ont demandé de les suivre dans la partie consacrée à Ebola.
Mais ma fille ne voulait pas obéir à leur injonction.
Je les ai alors entendus se disputer en français.
Depuis mon hospitalisation,
c'était la première fois que j'entendais ce qui se disait autour de moi.
Je me suis remuée dans mon lit.
J'ai dit à ma fille :
« Il faut aller avec eux pour qu'ils puissent te faire des analyses ».
Tout de même, je n'avais aucune idée de ce qu'elle avait comme maladie.
Elle a fini par les suivre.
Ils sont partis là-bas.
Je ne sais pas ce qui s'est passé par la suite.
Je sais seulement que ce sont treize jours qui séparent son décès
de celui de mon mari.

APRÈS...

En quittant l'hôpital après mon rétablissement,
j'avais honte d'avoir été touchée par Ebola.
C'est une maladie avec une résonnance très forte !
J'ai quitté le CTE sans avoir été mise au courant
des décès survenus dans ma famille.
Arrivée chez moi, ma demeure grouillait de monde.
De loin, les gens m'ont pointée du doigt en disant :
« Regardez là-bas, c'est la présidente qui arrive ».
Je suis venue m'asseoir au milieu de cette foule.
C'est comme ça que j'ai été informée de ce qui était arrivé à ma famille.
J'ai ainsi appris que deux de mes frères, Sorel et Morlaye,
qui, avec mon mari, m'avaient envoyée à l'hôpital, étaient décédés.
Morlaye avait été admis à l'hôpital de Donka.
Nous étions dans le même espace sans le savoir.
Deux portes nous séparaient.
Il est mort tout près de moi sans que je le sache.
Dans notre quartier, seule ma famille a été touchée par cette maladie.
Quand j'y pense, je n'en reviens pas.
Je me demandais souvent pourquoi dans tout le quartier Timboma,
je suis la seule à être infectée.
Dans mon quartier, moi seule !
Aujourd'hui, je n'ai même pas la force d'évoquer le drame que j'ai traversé.

Au niveau de notre quartier, je suis présidente d'un secteur.
J'ai été nommée par Boulaye, chef de quartier de Timboma,
deuxième délégué de la commune de Forifana, à Conakry.
Il est depuis mort, emporté par un tohoun fourey[7]*.*
Au début, j'étais présidente du secteur Bantoura.
Pour mettre en valeur mes capacités au niveau du quartier,
j'ai été nommée vice-présidente par notre chef de quartier, Karamba.
Malgré la maladie, je n'ai pas été destituée.
Les gens de mon quartier connaissent ma valeur.
Dans mon quartier,
je suis la représentante de tout ce qui est lié à l'aspect administratif.
Je suis chargée en outre de gérer les bagarres ou les litiges.
Nous nettoyons les lieux, s'ils sont sales, nous aménageons aussi les routes.
Comme activité commerciale, j'étais vendeuse au marché.

---

7. Du soussou, « maladie de la toux ».

*Je vendais de l'huile, de l'arachide, des tomates, de l'oignon,
tous ces genres de choses.
Après avoir vendu, je mettais à côté six-cent cinquante mille francs par mois,
déduit mes petites dépenses, le besoin de mes jeunes enfants, etc.
Actuellement,
je n'ai pas de fonds de capital car je n'exerce plus mes activités commerciales.
J'aurais pourtant voulu les relancer,
d'autant plus que c'est dans ce métier que j'étais connue.
Je fais partie aussi du bureau du marché et mon étal s'y trouve toujours.
J'étais très connue, mais c'est la maladie Ebola qui m'a démolie !
Depuis que j'ai retrouvé la santé,
je souffre seulement de gastrique qui me fatigue depuis fort longtemps.
Je l'ai soignée mais il y a toujours des rechutes.
Depuis que j'ai retrouvé la santé,
mon gastrique se manifeste de moins en moins.
Toutefois, parfois je souffre de nervosité.
C'est en effet l'un de ses symptômes de gastrique,
vous êtes toujours nerveux et en colère.
Il faut reconnaître que, depuis ma guérison,
je ne sens rien de l'épuisement qui me fatiguait.
En ce qui concerne ma vie intime, je n'ai plus le goût des hommes.
Depuis le décès de mon mari,
c'est comme si tous les hommes étaient morts pour moi.
Étant musulmane, je ne peux pas dire que je ne me marierai plus.
Je préfère tout de même me reposer.
Je n'y pense même pas pour le moment.
Je me confie à Dieu et je prie pour le repos de l'âme de mon défunt mari
et de mes enfants.
Le programme alimentaire mondial m'a aidée.
On m'a envoyé des sachets remplis de quelques objets comme le savon Omo,
des petites serviettes, etc.
J'ai reçu aussi un million huit cent mille francs guinéens à deux reprises.
Par la suite,
le Pam m'a encore donné deux millions de francs guinéens en une seule fois.
J'ai utilisé cette somme comme frais de scolarité pour mes cinq enfants.
Depuis le décès de mon mari,
c'est mon frère, même mère même père, qui m'aide un peu.
Il est conseiller dans un ministère.
Il voudrait que je me repose pendant au moins une année.
En tout cas c'est ce qu'il aurait aimé que je fasse.*

Il pense que toutes mes maladies sont liées à mon état d'épuisement. Il voudrait donc que je me repose.

IMPACT ÉCONOMIQUE D'EBOLA POUR LES FAMILLES ATTEINTES

L'impact économique d'Ebola pour les familles atteintes a été sévère. Bien que la prise en charge thérapeutique de la maladie Ebola dans les centres de traitement ait été gratuite — cela a été très tôt annoncé dans la presse —, chaque épisode de maladie a entrainé de nombreuses dépenses. Avant de se résoudre à se rendre dans un CTE, les personnes malades et leurs proches ont eu des itinéraires de soins souvent longs et compliqués, parfois fort coûteux. Déplacements, consultations dans des cliniques et cabinets privés de quartiers, examens biologiques, consultations de guérisseurs et prescriptions diverses ont commencé à éroder les épargnes. La survenue de plusieurs cas dans la même famille a multiplié les dépenses. Si de nombreuses personnes se sont plaintes de ne pas avoir eu de visite lors de leur séjour dans le CTE, d'autres en revanche ont été soutenues par des visites quotidiennes. Des parents étaient présents chaque jour, attentifs à satisfaire les besoins de la personne malade pour contribuer autant que possible à la guérison. Les personnes ainsi mobilisées ont abandonné leur travail et perdu leurs revenus.

Les décès du mari, de parents, de grands enfants ou de frères et sœurs qui contribuaient à l'économie domestique ont constitué des pertes majeures. La survenue de la maladie s'est traduite par un arrêt complet de toutes les activités professionnelles, entrainant directement ou indirectement des pertes de biens et de ressources. Une épouse d'agriculteur constate que son mari « n'a pas pu travailler l'année 2014 à cause d'Ebola, la maladie est venue lors de travaux champêtres et tout a été perdu », une autre déplore la perte de deux champs d'ananas prêts à la vente, alors qu'il faut plus d'une année de travail préalable à la récolte. Dans d'autres cas, ce sont les désinfections des logements avec des produits chlorés qui ont entrainé la détérioration de stocks de denrées prêts à la vente ou même la mort de volailles d'élevage. La perte de la clientèle constitue un autre handicap pour les commerçantes.

Les séquelles de la maladie repoussent la possibilité d'une reprise du travail. Nombre de femmes affirment ne plus se sentir physiquement capables de reprendre leur activité antérieure du fait d'une fatigue chronique persistante. Les femmes qui s'en sentent capables n'ont plus le capital financier qui leur permettrait de reprendre leurs activités.

Les recompositions familiales dues aux décès d'Ebola contribuent également à la précarisation économique des personnes guéries. Bien qu'ayant été elles-mêmes très éprouvées par la maladie, nombre de femmes ont un rôle central dans le maintien des solidarités intergénérationnelles en prenant en charge les enfants de leur frère ou sœur décédés, en plus de leurs parents âgés, voire de leurs beaux-parents.

Pour faire face à ces difficultés, des dispositifs d'aides sociales ont été mis en place par différents acteurs privés et publics. Mais dans les premiers temps, ce sont les solidarités familiales qui ont été mobilisées bien que leur rôle ait été limité par la faiblesse des ressources disponibles, mais aussi parfois par la crainte qu'inspiraient les personnes guéries.

Des études macro-économiques ont mis en évidence les conséquences péjoratives de l'épidémie sur les principaux indicateurs économiques (PIB, taux de croissance, etc.) [EVANS, 2014], la perte de revenus pour l'ensemble des ménages et l'appauvrissement des familles qui avaient le niveau de vie le plus bas avant l'épidémie (UNDP, 2014). Mais au delà des observations qualitatives anthropologiques, l'évaluation des impacts micro-économiques auprès des personnes et des familles atteintes demeure un domaine où aucune investigation n'a été réalisée (ABRAMOWITZ, 2017).

HALIMATOU

Je me suis remariée avec le grand frère de mon mari

CONTEXTE

Le bulletin épidémiologique de l'OMS du 28 janvier 2015 indique que :

> *pour la première fois depuis juin 2014, moins de 100 nouveaux cas confirmés ont été signalés en une semaine dans les trois pays les plus touchés* [...] *La réponse à l'épidémie d'Ebola est maintenant passée à une deuxième phase, l'accent étant mis non plus sur le ralentissement de la transmission mais sur l'arrêt de l'épidémie.*

En Guinée, on constate une baisse de l'activité épidémique, le nombre total de nouveau cas dans le mois est trois fois moindre que le mois précédant (170 nouveaux cas dont 127 décès). Les marques de soutien et d'aides internationales se poursuivent : visite du président de la République d'Afrique du Sud, M. Jacob Zuma, dons de matériel du Japon, de l'Égypte, de l'Union européenne, etc. Le renforcement des infrastructures sanitaires se poursuit également : réhabilitation du site de l'ancien Institut Pasteur de Kindia et inauguration d'un centre de recherche en épidémiologie par la Fédération de Russie le 17 janvier 2015 ; inauguration du centre de traitement des soignants à Conakry mis en place par la France le 19 janvier 2015 ; installation de deux laboratoires d'analyse biologique en Guinée forestière (Beyla et Kérouané). Le 10 janvier 2015 débute l'initiative « Zéro Ebola en 60 jours » dont l'objectif est de renforcer les stratégies de lutte, en particulier dans la région maritime. Il s'agit notamment de parvenir à sécuriser tous les *décès communautaires**, c'est-à-dire à ce qu'un test salivaire de dépistage d'Ebola soit réalisé pour toutes les personnes décédées et sur l'ensemble du pays. Les corps testés positifs sont alors inhumés par une équipe de la Croix-Rouge, ceux testés négatifs peuvent être enterrés par les proches. Mais les relations entre la population et les agents de lutte contre l'épidémie, souvent tendues et empreintes de méfiance, ne permettent pas la pleine application de cette mesure. La moindre étincelle d'incompréhension paraît suffisante pour entraîner des mouvements de panique ou un drame : le 9 février 2015, les jeunes du quartier de Yimbaya-camp-carrefour à Conakry s'opposent à des agents de santé accompagnés de policiers qui se rendent chez l'imam du quartier identifié comme personne-contact ; la discussion dégénère en émeute, l'autoroute est bloquée, deux bus sont incendiés, des véhicules sont abimés et des passants malmenés ; des renforts de police sont déployés, des tirs de sommation répondent aux jets de pierre, plusieurs heures seront nécessaires pour retrouver le calme. Le 10 février 2015, c'est dans la région de Forécariah que trois policiers et un chauffeur sont pris à partie et bastonnés par des villageois ; ils sont soupçonnés d'être des agents de la Croix-Rouge et de répandre le virus Ebola dans le village, et accusés d'être responsables de la mort soudaine du guérisseur qu'ils étaient venus rencontrer ; deux seront grièvement blessés, deux vont décéder. Dans un but manifeste d'apaisement, des articles de presse mentionnent les remerciements des personnes qui sortent guéries des nouveaux CTE. Il y a maintenant dans le pays près de 1 000 personnes « guéries », ce nombre est évoqué dans la presse qui mentionne aussi les premières aides qui sont accordées aux familles qui ont la charge d'enfants orphelins. Halimatou habite dans la région de Forécariah, elle est atteinte par Ebola au début du mois de février 2015, elle est hospitalisée deux semaines dans le centre de traitement de Wonkifong, elle raconte son histoire dix mois plus tard.

... AVANT

J'ai quarante et un ans.
Je suis mariée depuis 1991.
J'étais la première épouse, avec une coépouse.

J'ai eu huit enfants.
Six seulement sont en vie.
Les aînés sont à Conakry pour des études.
C'est seulement pendant les week-ends qu'ils viennent nous voir.
Ils repartent le dimanche soir.
Mon mari était cultivateur.
Il est décédé cette année au CTE.

Mon mari était le fils de la sœur de mon père, mon cousin.
Moi, j'ai grandi en sachant que c'est lui qui m'épouserait.
Je ne pouvais pas dire que je ne l'aimais pas.
Il m'a épousée en 1991, cela faisait vingt-quatre ans.

PENDANT

Cette maladie, je l'ai eue par mon mari.
Il est tombé malade au mois de février 2015.
Il n'a pas chassé sa famille de la maison,
mais il ne voulait pas qu'on l'approche.
Il a dit : « je suis malade d'Ebola.
On ne doit pas me toucher jusqu'à ce que j'aille à l'hôpital ».
Moi, je n'avais pas le courage de l'abandonner à son sort.
C'était mon premier mari.
Il n'acceptait pas que je le touche.
Je le forçais pour le masser un peu.
J'apportais de l'eau pour qu'il se douche.
Il n'avait plus la force.
Je venais pour le laver.
Nous sommes restés ainsi une semaine.
Puis il a pris une voiture pour aller au CTE de Wonkifong.
On n'a pas prélevé son sang pour analyses.
Les docteurs ont dit que ce n'était pas Ebola.
Il est donc rentré à la maison, mais la maladie ne faisait qu'empirer.
Il avait toujours peur de cette maladie.
Le samedi suivant son retour, avec sa propre voiture,
il est retourné au CTE de Forécariah.
Ils ont prélevé son sang.
Le lendemain dimanche, l'analyse a montré qu'il était infecté par Ebola.
On l'a remmené au CTE de Wonkifong,
mais il est arrivé là-bas diminué par la maladie.
Cette fois, ils l'ont gardé et ils lui ont donné des médicaments.

Il est décédé le mardi le 17 février à midi, devant moi.
Il y avait une distance entre nous, mais je le voyais dans la salle.
Je le regardais, je regardais mon mari, je lui parlais.
Il n'arrivait pas à me répondre…
Je l'ai regardé jusqu'à ce qu'il quitte notre monde…
Oui, j'étais très proche de lui et très amie avec lui.
Après le décès de mon mari, la famille est venue.
On a procédé aux rites funéraires musulmans.
C'est la Croix-Rouge qui l'a enterré ce même jour, le mardi 17 février 2015.

Le dimanche de la même semaine,
j'ai ressenti des douleurs au dos et à la poitrine.
Je perdais l'appétit.
Je ne mangeais plus.
Je ne souffrais pas de maux de tête ni de fièvre ni de diarrhée.
J'ai décidé de partir à l'hôpital.
Les membres de ma famille m'ont dit :
« Non, il ne s'agit pas de la même maladie que ton mari,
c'est un simple palu ».
J'ai dit : « Non, ce n'est pas du palu ».
J'ai ajouté : « Il faut que j'aille moi aussi me faire examiner ».
J'étais décidée à aller à l'hôpital.
J'étais convaincue qu'on n'y tuait pas les gens,
puisque mon mari était décédé devant moi.
J'ai vu comment il a rendu l'âme.
Personne ne pouvait me persuader d'autre chose.
Le mardi de la semaine suivante,
je suis venue en cachette à l'hôpital de Missira.
Pour qu'on ne m'empêche pas de venir, j'ai quitté ma maison à 5 h du matin.
C'est devant la cour de l'hôpital que j'ai prié subahey (la prière de l'aube).
Après l'ouverture, j'ai demandé au directeur d'appeler la Croix-Rouge.
Les docteurs ont dit que ce n'était pas Ebola dont je souffrais,
mais de gastrique.
J'ai dit : « Non, ce n'est pas de la gastrique ».
J'ai ajouté : « La gastrique me provoque des douleurs,
mais les douleurs de cette maladie sont différentes ».
Les gens de la Croix-Rouge m'ont demandé :
« Est-ce que vous vomissez du sang quand la douleur commence ? ».
J'ai dit : « Oui, je vomis du sang ».
Eux aussi m'ont dit que ce n'était pas Ebola mais de la gastrique.
Ils m'ont alors donné beaucoup de médicaments anti-gastrique,

plus l'argent du transport.
J'ai pris une mototaxi.
Je suis rentrée chez moi.
J'ai passé la nuit.
Le matin, j'ai commencé à vomir.
Le jeudi, à 3 h du matin, j'ai encore vomi.
Il y avait plus de sang que d'eau.
J'essuyais avec un tissu de mes habits.
À l'époque, les ONG nous avaient donné beaucoup de chlore.
Quand je nettoyais, je prenais le chlore pour laver.
J'allais ensuite tout jeter dans les cabinets.
À 5 h du matin, j'ai appelé mon grand frère qui a une voiture.
Je lui ai dit :
« Si tu ne m'envoies pas à l'hôpital aujourd'hui, je vais mourir moi aussi ».
Il a dit : « Non, il ne faut pas partir ».
Je lui ai rétorqué : « Si je ne pars pas, je vais mourir. Mon mari est décédé là-bas, laissez-moi partir moi aussi. Si je meurs, ce n'est rien ».
Il m'a emmenée dans sa voiture.
Il m'a dit d'aller à Forécariah.
Je lui ai dit : « Non, partons à Wonkifong ». Là-bas, ils m'ont pris du sang.
Le résultat a confirmé que j'étais atteinte d'Ebola.
Ils m'ont hospitalisée au CTE de Wonkifong.

Au quatrième jour de mon hospitalisation,
la maladie m'avait beaucoup affaiblie.
Je ne reconnaissais plus personne.
Au sixième jour, je suis devenue sourde.
Je parlais si faiblement que les gens ne m'entendaient pas.
J'ai alors eu des crises de tremblements.
Je ne pouvais plus manger avec ma main.
Je n'avais pas d'autre solution que de manger à même la gamelle.
Je ne pouvais pas utiliser mes mains sans tout renverser.
Et puis, j'ai perdu l'usage de mes pieds.
Je suis restée encore treize jours au CTE.
Puis on m'a dit que je n'avais plus la maladie dans mon corps
et on m'a ramenée chez moi.

APRÈS…

Les gens avaient fui notre concession.
Après mon rétablissement, j'ai fait venir un jeune homme dans la concession.

Sa présence nous évitait d'être isolés, les enfants et moi,
et assurait notre sécurité.
Aujourd'hui, j'ai retrouvé ma santé.
Seules mes articulations me font encore mal.
La semaine dernière, soudain mon cou est devenu raide,
comme avec une crampe.
Pendant que j'étais au CTE, la Croix-Rouge est venue asperger nos chambres.
Trois mois après ma sortie du CTE,
elle est venue encore vacciner les gens dans notre localité.
Excepté mon mari et moi,
nous n'avons pas enregistré d'autre cas de maladie.
Ni de cas de blessure ou autre événement fâcheux.
Les personnes qui ont accepté de se faire vacciner ont rendu grâce à Dieu.
La vaccination leur a permis de soigner certaines maladies
dont ils souffraient déjà.

Après mon retour à la maison, la douleur était intense.
Je ne pouvais toujours pas marcher.
Le matin,
mes bras étaient très raides si on ne venait pas me masser les mains.
Il fallait quelqu'un pour me sortir du lit, et m'emmener aux toilettes.
Je disais toujours aux docteurs qui venaient me voir que j'étais malade.
Ils me disaient de patienter, que mon état s'améliorerait avec le temps.
Les douleurs se calmaient d'elles-mêmes,
que je prenne un médicament ou pas.
Deux mois ont passé ainsi…
Au troisième mois, j'ai commencé à marcher.
Durant toute cette période, j'étais inerte, je n'avais aucune réaction.
Durant tout ce temps, mon frère s'est occupé de moi.
Il achetait des médicaments à la pharmacie.
Ma coépouse faisait chauffer les décoctions traditionnelles.
Elle préparait à manger et lavait mes habits.
Je m'entends très bien avec elle.
Malgré tout, lorsqu'elle venait, elle avait peur de s'occuper de moi.
Le courage lui manquait.
Mon frère, lui, n'a pas hésité.
Il n'avait pas peur.

Même si c'est un garçon, c'est lui qui me lavait et qui s'occupait de mes « petites choses »[1].

Je suis planteuse d'ananas de profession.
Avec mon défunt mari, on les vendait à Conakry.
Nous les vendions aussi à ceux qui vont au Sénégal.
Ils viennent les acheter par plusieurs kilos.
Nous ne mettions pas d'argent de côté tous les mois.
La récolte de l'ananas prend du temps.
Quand vous cultivez l'ananas, il faut attendre un an trois mois
avant de le cueillir et pouvoir gagner de l'argent.
Mais une fois la récolte vendue, elle rapporte une somme non négligeable.
Nous, quand on travaillait, on mettait notre argent au Crédit national.
J'investissais l'argent gagné dans le commerce.
Je vendais du riz, de l'huile et des habits.
La maladie Ebola a bien sûr affecté notre travail.
Mon mari et moi avions deux champs d'ananas mûrs.
Toute la récolte a été perdue durant l'épreuve de la maladie.
Une partie a été volée, l'autre partie a été endommagée par la chaleur.
Il n'y avait personne pour s'en occuper.
Mes enfants sont encore très jeunes.
Même si je ne peux pas oublier mon premier mari,
je me suis remariée avec son grand frère.
Les docteurs du CTE nous avaient dit d'attendre trois mois
avant d'avoir des rapports sexuels.
Ils craignaient la transmission de la maladie par voie sexuelle.
Le mariage n'a donc eu lieu qu'en décembre 2015.
Il m'a épousée pour que je ne quitte pas le foyer familial.
Pour éviter que le foyer ne soit isolé.
D'autant qu'il n'y a plus d'homme maintenant dans le foyer.
Mon mari actuel habite à Conakry, dans sa propre concession.

---

1. « Petites choses » : Halimatou veut désigner par cette expression ce qui relève de l'intimité.

Toutes ses affaires se passent à Conakry, il ne peut pas rester à Missira. C'est pourquoi il ne voulait pas que je quitte la concession familiale.

LE LÉVIRAT COMME DISPOSITIF DE PROTECTION SOCIALE

À la fin de son témoignage Halimatou indique qu'elle s'est remariée avec le frère de son mari. Il s'agit de l'application de la règle matrimoniale du lévirat. Le lévirat est une institution qui recommande, ou rend obligatoire, le remariage d'une veuve avec un parent proche de son mari décédé, le plus souvent avec un frère cadet du défunt. Cette institution existe dans un grand nombre de sociétés à travers le monde et notamment en Afrique (HERITIER, 1994).

Le lévirat est l'une des modalités de désignation ou de choix du conjoint existant dans le droit coutumier concernant les règles d'alliance matrimoniale. En Guinée, les règles matrimoniales concernant le lévirat sont assez similaires quels que soient les groupes culturels ; elles sont modérément influencées par les religions monothéistes (islam chez les groupes de la famille Mandé, et christianisme protestant majoritairement chez des populations forestières), et de manière encore marginale par l'application du Code civil contemporain (DOUMBOUYA, 2008).

Dans les régions de la Guinée maritime, l'organisation sociale est basée sur un principe lignager patrilinéaire gérontocratique. Les unions sont le plus souvent polygamiques et les mariages sont arrangés par les familles, comme le rapportent nombre des témoignages présentés dans ce livre. Le mariage scelle le rapprochement de deux lignages, et les jeunes mariés, notamment les jeunes femmes, ne sont le plus souvent pas admis à exprimer leur avis sur le choix du conjoint. Le mariage entre cousins croisés — la femme épouse le fils de sa tante paternelle — représente une forme préférentielle d'union. Les unions par choix réciproques, qui n'appliquent pas la règle du mariage avec la cousine croisée matrilinéaire, concernent plus souvent les deuxièmes ou troisièmes épouses. Au-delà de l'union de deux personnes, le mariage s'inscrit dans un processus qui renforce l'alliance entre les lignages et détermine un ensemble de droits et de devoirs, notamment d'entraide.

Le lévirat s'inscrit dans les devoirs d'entraide en cas de décès du mari. Les membres du lignage du défunt ont le devoir de proposer un mariage par lévirat à la veuve. Le remariage est proposé à la fin de la période de deuil. Il est possible que la femme exprime sa préférence par rapport aux frères du défunt et indique celui avec lequel elle s'entend le mieux. Elle peut refuser ce mariage, elle est alors libre d'abandonner le foyer et de contracter une autre union de son choix. Cette liberté est cependant limitée par le fait qu'elle doive laisser les enfants de son défunt mari, mais aussi par l'obligation que porte son lignage envers celui de son mari défunt. La proposition de lévirat n'est cependant pas systématique, une situation idéale avec un jeune frère du défunt n'existe pas toujours, et le lévirat est bien sûr conditionné par la qualité de l'entente pré-existante dans la famille et la volonté partagée d'éviter les conflits entre le futur mari et ses autres épouses. Aussi, le fait de proposer à une veuve un mariage par lévirat peut être interprété comme la marque d'une bonne entente entre les personnes.

Dans ces conditions, le lévirat fonctionne comme un dispositif de protection sociale des veuves. Il permet à la femme de conserver un statut social d'épouse, alors que le statut social de femme seule est socialement très dévalorisé quelqu'en soit la cause (veuvage, divorce). Il permet à la femme une garantie de prise en charge (notamment de son logement) par le lignage de son défunt mari et la proximité de ses enfants.

Il y a peu de différences dans la pratique du lévirat entre milieu rural et urbain. Les ménages urbains, y compris à Conakry, sont intensément connectés aux familles vivant dans les campagnes. La pratique du lévirat est cependant de plus en plus critiquée, par quelques femmes qui l'érigent en symbole de la domination masculine, et par des hommes qui acceptent de moins en moins la charge que représente ce devoir familial, lorsqu'ils sont obligés de prendre l'épouse, voire plusieurs épouses, d'un frère aîné. Certains tentent d'y échapper en évoquant la charge financière et les risques de mauvaise entente que cela peut faire émerger dans leur foyer. Mais en l'absence d'un dispositif moderne de protection sociale, garantissant aux veuves des conditions de vie décentes, le lévirat concourt à lutter contre l'exclusion sociale. Les propos de Halimatou expriment sa lucidité sur sa situation actuelle : « Il m'a épousée pour que je ne quitte pas le foyer familial. Pour éviter que le foyer soit isolé ».

SITA

Appelez la Croix-Rouge pour l'enterrement

CONTEXTE

Février 2015, l'épidémie semble près de s'éteindre en Guinée forestière : à Guéckédou il n'y a plus eu de nouveaux cas depuis la fin du mois de décembre 2014, de même à N'Zérékoré depuis la fin janvier 2015. Pourtant les chiffres repartent à la hausse, il y a eu 217 nouveaux cas dans le mois et 143 décès. L'épidémie se développe dans les régions maritimes, principalement à Conakry et dans la préfecture de Forécariah. La Coordination nationale de lutte contre Ebola attribue cette remontée à la persistance des fortes « réticences » de la part de la population qui se traduisent par des recours tardifs aux services de santé et de nombreux *enterrements communautaires**, c'est-à-dire réalisés par les proches parents du défunt en dehors de toute pratique de biosécurité.

La stratégie mise en œuvre pour contrer les résistances de la population associe information et répression des délits ou abus. Ainsi, le 6 février 2015, à Forécariah, vingt-trois personnes sont condamnées à des peines de six à douze mois de prison ferme, pour « coups et blessures » sur une équipe de sensibilisation. Le 13 février 2015, l'imam d'une mosquée de Coyah est arrêté pour « diffusion de fausses informations au cours de son sermon » : il aurait mis en garde ses fidèles contre l'existence de stocks de médicaments et d'argent destinés à intoxiquer la population. Dans un domaine plus général, les autorités politiques portent la réflexion sur l'avenir post-épidémique (négociation des dettes avec le FMI), les causes et les conséquences de l'épidémie, les impacts macro-économiques de l'épidémie, la réhabilitation du système de santé, la relance socio-économique... Le 15 février 2015, la ministre guinéenne de l'Action sociale plaide pour un plan de protection des orphelins d'Ebola lors du sommet des chefs d'État des pays membres de l'Union du fleuve Mano à Conakry.

Sita, résidente de Conakry, est hospitalisée en février 2015 au centre de traitement Ebola de Donka. Elle raconte son histoire neuf mois plus tard.

...AVANT

Je suis âgée de cinquante ans.
Je viens du quartier Couroutouka, à Conakry.
Mais c'est dans le quartier de Daradama, chez mon mari, que j'habite.
Mère de huit enfants, je suis mariée depuis longtemps.
Je n'ai pas de coépouse.
Mon mari m'a épousée jeune.
C'est lui le premier homme que j'ai connu dans ma vie.
J'ai été à l'école quand j'étais petite, mais je n'ai pas continué.
Je comprends le français même si je ne le parle pas.
Mon fils aîné, Arafan, a fait des études pour les mines.
Il n'a toujours pas trouvé de travail stable.
Tout récemment il a pu trouver du boulot lié à Ebola.
J'ai un autre garçon qui continue son cursus universitaire cette année.
La plupart de mes enfants ont leur diplôme en poche,
mais n'ont pas trouvé de travail.
J'ai une fille qui est maintenant mariée.

Avant mon mariage, il n'y avait aucune histoire d'amour entre nous deux.
Notre mariage a eu lieu sur l'initiative de mon papa.
Mon mari m'a épousée après avoir terminé ses études
à l'université de Kankan.
Vous savez, à l'époque, c'était le mariage forcé.
Même si la fille ne voulait pas, ses parents l'obligeaient par la force.
Si je n'aimais pas mon mari avant le mariage, j'ai appris à l'aimer par la suite.
Maintenant j'aime d'autant plus mon mari que c'est le père de mes enfants.
Mon mari, Oumarou, travaille dans l'éducation.

Pendant

Au mois de février 2015, ma maman s'est rendue au village de Fatilaka,
dans la préfecture de Coyah, pour les funérailles de la fille de sa petite sœur.
Après les cérémonies d'enterrement, elle et les autres membres de la famille
sont restés sur place, jusqu'à la fin du septième jour.
Elle est revenue par la suite à Conakry.
Une fois à Conakry, elle est directement tombée malade.
Mais elle disait qu'elle souffrait de la maladie de la petite calebasse[1].
Je suis venue dans la foulée lui rendre visite.
Je l'ai trouvée dans un état tel que je ne pouvais pas la laisser
sans rester à son chevet.
Par la suite, elle a cherché sans succès des médicaments pour se soigner.
Son état se dégradait et empirait de jour en jour.
Ma présence auprès d'elle m'a permis de constater son état critique.
Ma maman était quelqu'un qui tombait rarement malade.
C'était la première fois qu'elle souffrait autant d'une maladie
sans trouver de remède.
Nous sommes restés, mes frères et sœurs et moi, à côté de notre maman.
Elle n'arrêtait pas de nous dire : « Restez solidaires entre vous ».
Nous avons alors dit : « Qu'est-ce qu'il y a, maman ? ».
Elle a répondu : « Je voudrais seulement vous dire de ne pas vous disperser,
de rester unis entre vous ».
Dans notre quartier, Couroutouka,
il y avait des docteurs, pas loin de notre concession.
Je les ai appelés pour venir examiner la situation de maman.
Certains docteurs nous ont dit qu'elle souffrait d'un simple palu
et d'épuisement.
D'autres nous ont dit que c'était de la fièvre typhoïde.
Les docteurs continuaient de lui prescrire des médicaments.
Je me disais alors : « Ces docteurs continuent de prescrire des médicaments
à maman, mais il n'y a pas eu de prélèvement ».
Je m'étais souvent dit aussi :
« Quand les docteurs font des consultations, ils analysent le sang,
mais pourquoi diable ces docteurs-là ne font-ils pas ça ? ».
Quand l'état de ma maman se dégradait la nuit,
on l'amenait encore chez les mêmes docteurs.

---

1. En soussou : *lengueh di,* il s'agit d'une tuméfaction, une maladie qui concerne la partie supérieure du corps, selon les catégories nosographiques populaires.

J'ai dit : « Messieurs les docteurs, vous avez bien examiné ma maman, cependant est-ce que vous pouvez réellement la soigner ? ».
Entre temps mes jeunes frères sont arrivés pour qu'on l'emmène à l'hôpital.
Ils ont alors commencé à dire :
« C'est peut être quand elle est partie aux cérémonies de décès
au village qu'elle a attrapé Ebola ? ».
J'ai coupé court à cette hypothèse en disant :
« Non, pourriez-vous arrêter d'évoquer Ebola à propos de ma maman ! »
Quelques heures plus tard,
ma jeune sœur est venue pour qu'on emmène notre mère à l'hôpital.
Mais nous, les autres enfants de ma mère, n'avons pas accepté.
J'ai une nouvelle fois posé la question aux docteurs :
« Est-ce que vous pouvez réellement soigner ma maman, soyez sincères ?
Si vous ne pouvez pas, nous allons l'emmener à l'hôpital. ».
Ils ont dit que ce n'était rien, que c'était juste de l'épuisement.
Nous sommes restés sur cette position, c'était un dimanche.
La nuit, mes jeunes frères et sœurs ont abandonné l'idée
d'emmener notre maman à l'hôpital.
Le vendredi de la semaine suivante, la nuit,
l'état de notre maman s'est aggravé de plus belle.
Elle n'arrivait plus à dormir.
Si nous ne lui avons pas donné de médicament traditionnel,
nous lui avons tout de même acheté
une montagne de médicaments industriels.
Elle est restée là-bas, le lendemain, samedi, et entre 8 et 9 h, elle est décédée.
Elle était âgée de plus de soixante-dix ans.
Après le décès de ma mère, les gens du quartier ont refusé
qu'elle soit enterrée avant l'arrivée de la Croix-Rouge.
Nous avons alors appelé notre imam pour avoir son avis sur la question.
Lui aussi nous a dit qu'il fallait attendre l'arrivée de la Croix-Rouge.
Quand cette dernière est venue,
une bagarre provoquée par les gens de notre famille a éclaté.
Affolée et indignée, je me suis éloignée dans un coin.
J'ai dit :
« Eh vous, ne provoquez pas la bagarre », mais personne ne m'écoutait.
Tout le monde était agité, et ça criait de tous les côtés :
« Elle n'ira nulle part. Nous ne serons pas analysés, etc. ».
Malgré tout, l'équipe de la Croix-Rouge a pris la salive de la défunte.
Avant de partir, elle nous a lancé : « Quand vous serez prêts, appelez-nous ».
Après le départ de la Croix-Rouge, j'ai dit à l'une de mes grandes sœurs :
« Pour l'amour de Dieu, appelez à nouveau la Croix-Rouge

pour qu'elle vienne procéder à l'enterrement.
Ne vous laissez pas séduire par ce que disent les gens, ne les écoutez pas. ».
Pour avoir suggéré d'emmener notre maman à l'hôpital
et d'appeler la Croix-Rouge, un de mes jeunes frères a été accusé
par les racontars d'avoir vendu ma mère aux gens de la Croix-Rouge.
J'ai dit à ma grande sœur : « Il faut appeler la Croix-Rouge
pour qu'elle vienne procéder à l'enterrement ».
J'ai fait cela, dans le sens qu'il fallait respecter les lois émises par les autorités.
Si vous désobéissez aux injonctions des autorités,
vous allez souffrir pour rien.
En nous laissant le cadavre de notre maman,
alors qu'on a donné des conseils partout d'analyser les corps
avant de les enterrer, est-ce qu'on aurait pu l'enterrer sans nous y référer ?
Non, nous n'aurions pas pu.
C'est pourquoi je lui ai demandé d'appeler la Croix-Rouge,
surtout la défunte est musulmane, pas une mécréante.
De plus, ma maman est déjà allée à la Mecque.
Elle est décédée trois ans après son Hajji[2].
Ma grande sœur a finalement appelé les gens de la Croix-Rouge,
la même nuit.
Ils nous ont dit d'attendre le matin, qu'ils vont venir.
Le lendemain matin, à 8 h, j'ai encore dit à ma sœur :
« Rappelle-les pour qu'ils viennent ».
J'ai dit la même chose à l'un de mes enfants.
J'ai ajouté : « Comme les gens de la Croix-Rouge ont dit
que vous pouvez les accompagner,
appelez-les pour que vous partiez ensemble l'enterrer ».
Ils sont finalement venus dans un véhicule express.
Accompagnés des membres de notre famille,
ils ont pris le corps pour l'hôpital de Donka, afin de préparer l'enterrement.
Ma mère a été finalement enterrée au cimetière de Cameroun.

Deux jours plus tard, le lundi,
j'ai commencé à souffrir du palu.
Le lendemain, j'ai dit à mon fils :
« Je suis très malade, il faut que j'aille à Donka ».
Mon fils m'a dit, à haute voix : « Il faut aller de l'autre côté de notre quartier
pour qu'on regarde ce qui te fait souffrir. Mais il ne faut pas aller à l'hôpital ».
J'y suis allée.

---

2. Désigne le pèlerinage à La Mecque.

Les docteurs ont effectué des analyses.
Ils m'ont dit que je souffrais de typhoïde.
Ils m'ont prescrit des médicaments.
Toutefois j'ai dit à une amie de maman
qui travaillait à la maternité de Matam : « Maman… »
Avant que je ne continue, elle m'a tout de suite lancé :
« Est-ce que c'est vrai que ta mère est décédée d'Ebola ? ».
Je lui ai répondu : « Oui, en tout cas, c'est ce que les docteurs ont dit ».
Elle m'a alors dit : « Si les docteurs t'ont déjà vue en consultation,
il faut que tu partes à Donka.
C'est là-bas seulement qu'il y a des docteurs capables de détecter la maladie,
contrairement aux autres docteurs du quartier qui ne peuvent pas la voir ».
Comme je passais la nuit avec deux autres personnes malades,
j'ai décidé, après mon retour à la maison,
de passer la nuit dans une autre chambre,
de peur de les contaminer,
si par hasard c'était d'Ebola dont je souffrais.
Le lendemain, mes deux sœurs et moi sommes parties
dans une clinique d'un ami de mon jeune frère.
L'une de mes sœurs a été soumise à une perfusion de deux litres d'eau.
La deuxième de trois litres, et moi d'un litre.
Mais les médicaments que j'avais pris ne m'ont été d'aucune utilité.
Je ne sentais aucune amélioration de mon état de santé,
de même pour mes deux autres sœurs.
J'ai dit à mon fils : « Il faut appeler les gens de Donka,
pour qu'ils puissent venir nous chercher, pour qu'on ne meure pas ici.
Fais cela, pour l'amour de Dieu. Appelle les gens de Donka ».
La même nuit,
une de mes marâtres épuisée par la maladie a été emmenée à Donka.
Comme je ne l'ai pas vue lors de la prière de l'aube, j'ai demandé :
« Mais où est ma mère Kadiatou ? ».
On m'a informée qu'elle avait été hospitalisée à Donka.
Quelques heures plus tard, les autorités sanitaires sont venues
pour emmener tout le monde à Donka aux fins d'analyses.
C'est dans cette ambiance qu'une assemblée a été alors convoquée
in extremis dans notre maison.
Moi, j'étais toujours couchée dans la chambre.
Ils ont dit à l'assemblée que des gens étaient venus nous chercher
pour nous emmener à Donka pour des consultations,
mais qu'ils refusaient que nous partions.
Notre situation sera examinée d'ici le lendemain matin, ont-ils dit encore.

*Ils ont demandé aux émissaires des autorités de repartir
et de revenir le matin.
Ce sont les enfants qui sont venus m'alerter de la situation.
Avant que les émissaires ne quittent les lieux, je les ai interpellés et j'ai dit :
« Nous, voyez-vous, c'est nous qui sommes malades,
attendre jusqu'à demain ? Non, demain, cela ne nous convient pas.
Retournez à Donka et amenez des voitures pour nous y emmener.
En tout cas, moi je suis malade, ma jeune sœur aussi,
nous sommes là toutes malades.
Donc, pas question d'attendre jusqu'à demain matin.
Partez et revenez avec vos voitures, nous vous attendons ».
Pour éviter toute friction avec les gens de notre concession,
mon fils leur a dit : « Quand vous venez, ne rentrez pas ici,
attendez au niveau de la station d'essence du quartier Couroutouka ».
Ils sont effectivement venus
et se sont arrêtés au niveau de la station indiquée par mon fils.
Ils nous ont fait signe, nous sommes partis les rejoindre.
Après notre arrivée à l'endroit indiqué,
les analyses effectuées sur place ont montré que certains parmi nous
étaient malades dont moi, une marâtre,
ainsi que le plus jeune enfant de ma petite sœur, qui vivait avec ma maman.
Il y avait parmi nous des gens qui avaient été en contact direct
avec le corps de ma maman, ils ont voulu s'embarquer avec nous,
mais les gens venus nous examiner ont dit : « Vous n'êtes pas malades !
Quand vous serez malades, appelez-nous, nous vous emmènerons aussi,
mais si ce n'est pas le cas, vous ne viendrez pas ».
J'ai alors dit : « On nous disait pourtant que, quand la Croix-Rouge vient,
elle embarque tout le monde, ceux qui sont malades
et ceux qui ne le sont pas. ».
Ils ont dit : « Non, mais ces gens ne sont pas malades ».
Nous avons été ensuite embarqués pour Donka.*

*Quand nous sommes arrivés au CTE de Donka,
les docteurs ont mis leurs blouses.
Ils nous ont laissés derrière, nous les avons suivis après.
Ils ont par la suite enlevé leur blouse, il faisait chaud à l'intérieur.
Quand nous sommes entrés,
ils nous ont demandé une nouvelle fois ce qui n'allait pas.
De quoi nous souffrions.
Nous le leur avons expliqué,
ils ont noté ce que nous avons dit.*

Ils nous ont dit :
« Les gens vous ont dit que quand vous seriez là, on vous tuerait.
Nous ne vous tuerons pas, nous sommes aussi des Guinéens comme vous.
On vous a emmenés ici, si vous avez Ebola, vous allez être hospitalisés,
si ce n'est pas le cas, vous rentrerez chez vous tranquillement ».
Nous avons été ensuite emmenés dans une salle d'attente pourvue de lits.
Nous nous y sommes étalés.
Quelques minutes après,
ils sont venus nous faire des prélèvements pour des analyses.
Ils ont donné deux plaquettes de paracétamol à chacun de nous,
nous les avons prises.
Ils m'ont dit : « Maintenant, maman, vous avez Ebola ».
J'ai dit : « Vous dites que nous sommes infectés par Ebola ? ».
Ils ont dit oui.
Ils nous ont montré une autre salle, nous y avons été transférés.
Le lendemain,
ils sont finalement allés chercher les gens qui étaient restés à la maison.
Notre nombre a atteint neuf personnes
dont une qui a été transférée au CTE de Wonkifong.
Tous les autres étaient à Donka.
Ma petite sœur directe, Asmaou, est décédée au CTE de Donka.
Quand elle est décédée,
même son mari n'a pas voulu se déplacer pour aller à l'enterrement.
Si mes jeunes frères n'avaient pas essayé de le persuader,
le bonhomme ne serait pas venu à l'enterrement de sa femme.
Il avait peur parce qu'on lui avait dit que s'il se rendait à l'enterrement,
que s'il venait à Donka, sa tête serait tranchée.
Il a donc fallu l'intervention de mon jeune frère qui lui a dit :
« Hé, tu es croyant, vas-y, tu n'auras rien ».
Il a ajouté : « Rien ne t'arrivera ; si tu as confiance en moi,
monte dans le véhicule et viens avec moi ».
Aucun autre membre de sa famille n'est venu à Donka
sauf lui et l'imam de son quartier.
Il y avait aussi le fils de ma petite sœur, qui était âgé de huit ans.
Il a été le premier à être déclaré guéri parmi notre groupe.
Au CTE, je souffrais de douleurs dans le corps et de maux de tête.
Je suis même devenue sourde à un moment.
Quand on parlait, je n'entendais pas.
J'ai aussi souffert d'hémorroïdes [3].

3. En soussou : *mangha fahei*.

Le seul fait de parler suffisait à me faire mal.
Toutes ces souffrances étaient liées à cette maladie, Ebola.
C'était la volonté de Dieu.
S'Il ne l'avait pas voulu, je n'aurais pas eu cette maladie.
J'y ai passé deux semaines et quelques jours.
Tous les autres avec qui je suis partie m'ont laissée là-bas.
Nous, les trois personnes qui étaient très proches de notre mère,
ont été les trois qui ont le plus souffert.
Tous mes enfants venaient me rendre visite
ainsi que certains membres de ma famille.

APRÈS...

Quand j'ai quitté le CTE, je suis d'abord partie à Couroutouka saluer la famille,
ensuite mon jeune frère m'a emmenée dans sa voiture chez moi à Daradama.
Là-bas,
j'avais demandé à mon mari de ne pas informer les voisins de ma maladie,
de ne pas dire que ma maman avait été emportée par Ebola.
J'ai agi ainsi, parce que s'il informait les voisins, tout le monde m'aurait fui.
Si les gens étaient au courant, ils allaient sûrement le dire aux autres,
et ainsi de suite.
Jusqu'à aujourd'hui,
personne n'est au courant parmi mes voisins de Daradama.
Mais dans mon autre quartier, Couroutouka, toute la famille est au courant.
Bref tout le monde sait.
À Couroutouka, les gens n'osaient plus venir chez nous,
ils ont dit que nous sommes tous morts.
Que notre concession, chez mon père, était désormais fermée.
Nous étions pourtant à l'hôpital, seule ma petite sœur y est décédée.
Quand j'ai quitté le CTE, je n'avais pas complètement retrouvé la santé,
mes yeux me faisaient mal.
Grâce à PostEboGui,
je suis allée voir l'ophtalmologue à plusieurs reprises,
pour l'instant sans amélioration notable,
mes yeux sont toujours au four [« me brûlent terriblement »].
Je n'en souffrais pas comme ça avant, cela ne m'arrivait pas avant Ebola.

Après le CTE,
j'ai passé plusieurs mois avant de penser à avoir des rapports sexuels.
Mon mari était compréhensif.
Je ne lui ai pas donné le préservatif qu'ils m'ont donné en sortant du CTE,

parce que je savais que j'étais toujours malade.
Si vous êtes en bonne santé, vous l'êtes,
mais si tel n'est pas le cas, ne cherchez rien d'autre.

Je suis vendeuse de profession.
Je vendais des petits trucs, comme les épinards, le riz, l'huile, etc.
Je les achetais à Timboma pour venir les vendre au marché de Coyah.
Ça se vendait très bien.
Vu que j'ai des jeunes enfants à nourrir,
je ne pouvais pas mettre de l'argent de côté.
Je consacrais l'argent que je gagnais avec mes activités
aux dépenses de la maison.
J'étais aussi dans une tontine de femmes.
Après l'épreuve de la maladie, je n'ai plus d'argent.
Toutefois je me débrouille petit à petit.
Concernant les aides, le Pam m'a effectivement aidée
avec une somme de deux millions deux cent mille francs guinéens.

LES ENTERREMENTS DIGNES ET SÉCURISÉS

Le récit de Sita rapporte le drame qui se joue entre elle et ses frères et sœurs, autour de l'inhumation de leur mère décédée à domicile.

L'obligation de confier les enterrements aux agents de la Croix-Rouge a été imposée dans les jours suivant la déclaration de l'épidémie. Cette décision était issue des recommandations produites par l'OMS à partir de l'expérience des épidémies antérieures de maladie Ebola (et autres virus équivalents) révélant que la manipulation des cadavres à l'occasion des rituels funéraires contribuait à la propagation de l'épidémie. La mise en place des procédures d'enterrement sécurisé pouvait réduire le risque de transmission.

Les enterrements sécurisés reposent sur la mise en application de protocoles de biosécurité qui définissent les gestes à réaliser pour conduire l'inhumation en limitant les contacts avec le corps du défunt. En mars 2014, le document de référence de l'OMS conseillait de limiter la manutention des corps — notamment en interdisant les toilettes mortuaires —, de confier les inhumations à un personnel spécifiquement formé, équipé de protections individuelles (gants, blouses, tabliers, masques chirurgicaux, protection oculaire et bottes), d'utiliser des housses mortuaires étanches et de procéder rapidement aux enterrements (OMS, 2014-b).

L'ensemble des gestes était accompagné par des pratiques de désinfection par pulvérisation d'une solution chlorée. Lorsque ce protocole était conduit à domicile et que le diagnostic d'Ebola était confirmé, les agents pratiquaient aussi une désinfection de l'habitation et des environs par aspersion de liquide chloré.

Ces modalités d'inhumation ont heurté de manière frontale les pratiques funéraires habituelles, dans tous les pays où elles ont été appliquées (MORAN, 2017). L'impossibilité d'apprêter les corps (de les laver, les habiller, ou de les exposer), l'obligation de confier l'inhumation à des personnes qui n'avaient pas de reconnaissance sociale ou religieuse pour cette activité, l'impossibilité de choisir le jour, l'heure et le lieu de l'inhumation furent considérés par la population comme une violence et un irrespect à l'égard des défunts, de la famille, et plus largement de toute la communauté. Les enterrements anonymes (sépultures non identifiées) qui ont été réalisés dans les premiers mois de fonctionnement des CTE de Guéckédou et Wonkifong ont aussi profondément choqué la population (LE MARCIS, 2015).

Alors que refus et contestations se manifestaient, les anthropologues ont rappelé la nécessité d'« humaniser » les pratiques d'enterrement en proposant des ajustements dans les procédures de biosécurité, en permettant à des proches d'assister à la mise en place du corps dans la housse, en autorisant l'ajout de quelques objets, la prise de photo, en disposant des fleurs autour du défunt, en récitant des prières adaptées, etc. (ANOKO *et al.*, 2014). Ces adaptations ont conduit l'OMS à définir des « procédures pour l'inhumation dans la dignité d'un chrétien ou d'un musulman » (OMS, 2014-a) ; la dignité faisant référence à l'établissement de relations avec la famille et au respect des pratiques culturelles et religieuses.

L'obligation de faire appel aux services de la Croix-Rouge pour tout enterrement a été l'objet de divers contournements : des familles sont parvenues à enterrer leur défunt sans déclaration préalable du décès, d'autres procédaient à la toilette mortuaire et à l'habillage du corps avant d'appeler la Croix-Rouge. L'interdiction de déplacement des cadavres a été aussi enfreinte à maintes reprises (jusqu'à faire voyager un cadavre assis dans un taxi).

Dans quelques cas en 2014 et 2015, des équipes de la Croix-Rouge ont été repoussées violement, des agents ont été frappés, à deux reprises des véhicules ont été incendiés. Des rumeurs affirmaient aussi que les agents de la Croix-Rouge propageaient volontairement la maladie par l'usage de leur pulvérisateur (FAYE, 2015). L'acceptation des procédures d'enterrements dignes et sécurisés s'est notablement améliorée lorsque des laveurs de corps formés aux techniques de biosécurité ont été intégrés dans les équipes de la Croix-Rouge.

Au total, les agents de la Croix-Rouge ont réalisé environ 26 000 enterrements sur l'ensemble du pays, pour des personnes décédées d'Ebola ou d'autres causes (MIGLIANI *et al.*, 2016). L'application des consignes devant garantir la dignité de l'inhumation ne fut pas une tâche aisée pour les agents de la Croix-Rouge, eux-mêmes étant confrontés à leurs propres inquiétudes face à la crainte de la contamination et à réprobation des familles (DESCLAUX & DEFFO, 2016).

Les travaux anthropologiques conduits autour des pratiques funéraires dans le contexte de l'épidémie d'Ebola ont montré l'indispensable ajustement des normes de biosécurité aux valeurs et aux pratiques des populations concernées, et donc leur nécessaire adaptation à chaque contexte social pour en favoriser l'acceptation par les populations.

ROUGUIATOU

Quand je fais un travail difficile, mon corps me fait mal

CONTEXTE

Dans le bulletin du 25 février 2015, l'OMS dénombre 23 696 cas et 9 589 décès dans les trois pays. Le commentaire précise que

> *la transmission est encore importante en Guinée et en Sierra-Léone, et se poursuit à des niveaux très bas au Libéria,* [...] *en Guinée, la participation effective des communautés reste un défi dans plusieurs régions, près d'un tiers des préfectures de Guinée ont signalé au moins un incident de sécurité au cours de la semaine précédente.*

Fin février 2015, le dispositif de diagnostic et de prise en charge des malades compte cinq centres de traitement et cinq laboratoires en Guinée forestière ; l'activité dans ces centres est alors très faible, aussi un des laboratoires va être déplacé vers la Guinée maritime (Forécariah) ; cinq centres de traitement (dont celui pour les soignants à Conakry) et trois laboratoires sont situés en Guinée maritime. Ces structures ont été financées par plusieurs pays et organisations non gouvernementales, qui financent aussi leur fonctionnement. Chaque centre de traitement nécessite un personnel nombreux — 200 à 300 personnes par centre —, aux compétences et activités diverses, qui assurent un service 24 h sur 24. En dehors des cadres et de spécialistes aux compétences spécifiques (quelques médecins et biologistes), la majorité des postes sont tenus par des Guinéens. Durant la dernière semaine de février 2015, dix-huit nouveaux cas sont diagnostiqués dans la seule ville de Conakry, 463 « personnes-contacts » sont soumises au suivi quotidien ; pour l'ensemble du pays, le nombre des personne-contacts est de 1 384.

Rouguiatou, habitante de Conakry, est hospitalisée en février 2015 au centre de traitement Ebola de Donka. Elle raconte neuf mois plus tard.

…AVANT

Je m'appelle Rouguiatou, j'ai vingt-cinq ans,
j'habite à Couroutouka centre, à Conakry.
Je ne suis pas mariée.
J'ai deux enfants, âgés de deux et trois ans.
Le père de mes enfants était peintre,
il est mort du palu dont il a souffert pendant seulement trois jours avant de mourir.

Mes deux parents sont morts depuis longtemps.
J'ai été élevée par ma marâtre.
Je suis allée à l'école mais je n'ai pas continué longtemps.

Je revends des petits trucs comme, par exemple,
de la pâte dentifrice ou du savon.

PENDANT

Après son retour de la préfecture de Forécariah
où elle a assisté à des funérailles, ma marâtre se plaignait d'être malade.
Bien avant sa maladie, elle considérait Ebola comme un gros mensonge,
elle n'y croyait pas.
Quand elle voyait des survivants d'Ebola à la télé, elle lançait :
« Si quelqu'un est infecté par cette maladie, il ne peut pas survivre ».
Elle disait aussi : « Pourquoi mettent-ils les cadavres dans des gros sacs ? »
C'est dans l'hôpital Matam où elle travaillait comme infirmière
qu'elle a entendu de tels discours.
Dans cet hôpital,
elle s'occupait des nouveaux nés et des femmes en grossesse.
Au fur et à mesure que la maladie se diffusait à Conakry,
elle ne partait plus à l'hôpital.
À la maison, elle ne se séparait plus de son eau de Javel.
Même si elle ne croyait pas à l'existence de la maladie,

*elle prenait tout de même quelques mesures de précaution.
Le jour de son retour de Forécariah elle a dit :
« Je suis revenue malade de ce voyage ».
Elle était effectivement épuisée,
puisque c'est moi-même qui lui ai pris son sac à son entrée dans la cour.
Une fois dans la chambre, elle m'a encore dit :
« Je suis vraiment malade ».
Comme elle souffrait,
elle est partie dans la foulée à l'hôpital où elle a été mise sous perfusion.
Les médecins de cet hôpital lui ont dit qu'elle souffrait d'hypertension.
À ma connaissance, c'était la première fois que je la voyais malade.
Elle ne tombait presque jamais malade.
De retour à la maison,
ma grande sœur et moi lui donnions ses médicaments et prenions soin d'elle.
Le lendemain, comme elle ne pouvait plus se déplacer,
un médecin du quartier est venu lui faire une perfusion à la maison.
Ledit médecin travaillait à l'hôpital de Donka
mais avait une clinique dans le quartier.
Par la suite, il a eu des problèmes avec les responsables sanitaires.
Ces derniers ont estimé que le médecin avait compris
que ma marâtre avait Ebola,
et par conséquent il devait signaler le cas, ce qu'il n'a pas fait.
Ce médecin a même failli perdre son agrément.
Les responsables ont dit que c'était lui
qui avait favorisé la propagation de la maladie qui nous a touchés tous.
Le petit-fils de ma marâtre qui travaillait avec les gens d'Ebola
est venu rendre visite à sa grand-mère malade.
Dès qu'il l'a aperçue, il a dit devant plusieurs personnes :
« Vous voyez, votre maman est atteinte d'Ebola ».
Quand j'ai entendu cela, j'ai eu très peur.
Voyez-vous, si quelqu'un avec qui vous êtes en contact permanent
est touché par cette maladie, vous auriez sûrement peur.
Vous vous demanderiez si vous n'êtes pas touché aussi.
J'ai eu alors des doutes.
Le petit fils de ma marâtre est allé alerter les gens de l'hôpital de Donka.
Ils sont venus chercher ma marâtre dans une ambulance.
Mais elle a catégoriquement refusé d'y aller, elle a dit :
« Je ne pars pas, je préfère mourir à la maison ».
Quand on l'a prise de force pour l'emmener à Donka, elle s'est évanouie.
Finalement la voiture est repartie vide.
Le lendemain, elle est décédée.*

Le jour de son décès, les gens d'Ebola (Ebola mihei) sont venus à la maison.
Quelques-uns de nos parents ont refusé que le corps ne soit embarqué.
Ils ont dit : « Nous ne savons pas ce qu'ils vont faire avec le corps ».

Mais les gens d'Ebola ont répliqué
qu'il faut qu'ils emportent le corps pour analyser la salive.
Savoir si la défunte n'était pas touchée par Ebola.
Très menaçants,
les jeunes du quartier ont eux aussi refusé que le corps ne parte.
Les gens d'Ebola ont été obligés de laisser le corps sur place.
Ils sont repartis bredouilles.
Lors de la prière du crépuscule (fitiri),
le corps a été emporté à la mosquée pour les rites religieux.
Les responsables de la mosquée ont refusé de prier sur le corps.
Le lendemain matin,
le petit-fils de la défunte ainsi que nos grands frères
ont indiqué qu'il fallait accepter l'envoi du corps à l'hôpital.
Ils ont souligné que le corps de ma marâtre serait accompagné
par les membres de la famille qui suivraient le processus d'enterrement.
C'est après cette entente que le petit-fils a encore appelé les gens d'Ebola
en leur disant : « Nous acceptons que vous veniez chercher le corps ».
Quand les gens d'Ebola sont venus,
ils ont emmené certaines personnes
avec qui ils sont repartis pour l'enterrement.
Une fois revenus à la maison,
les gens qui étaient partis pour l'enterrement nous ont dit :
« On s'était seulement entêtés pour rien !
En réalité, la défunte a été dignement enterrée ».
L'analyse du sang de la défunte
montrera qu'elle était bel et bien touchée par la maladie Ebola.
Le lendemain de l'enterrement, nous sommes tous tombés malades,
les uns après les autres.
On nous avait fait peur en nous disant qu'on tuait les gens dans les hôpitaux.
Quand nous sommes tombés malades, tous nos voisins nous ont fuis.
Ils n'ont pas quitté leur domicile,
mais c'est en courant qu'ils passaient devant chez nous.
Vous savez, quand nous sommes assis tels que nous le sommes maintenant,
nous les voyions de loin fuir.
Même la boutique qui était chez nous a été boycottée par nos voisins, personne n'achetait plus dans cette boutique.
Parce que c'est notre boutique, ils ont décidé de ne plus y faire des achats.

Nous sommes restés ainsi quelque temps à la maison !
Quand les gens me disaient de venir à Donka,
je n'acceptais pas, parce qu'on nous avait fait peur.
On disait : « Quand tu pars là-bas, tu seras tué »,
c'est ce qui se disait dans le quartier.
On nous donnait l'impression que quand on va là-bas,
c'est comme un voyage sans retour.
Quand la maladie m'a réellement fatiguée,
je suis sortie m'arrêter dehors.
Cela a coïncidé avec la venue des gens d'Ebola.
Ils ont braqué sur moi leur thermo-flash,
ils ont dit directement : « Celle-là est malade ».
Les blancs sont venus asperger la maison.
On m'a d'abord emmenée à l'hôpital de Matam,
ensuite nous avons continué à Donka.
Je suis venue à Donka très malade.
Je suis venue à un moment où je ne comprenais plus rien.
Si on me posait quelque part, il fallait qu'on revienne me déplacer.
Quand on a été hospitalisé avec d'autres membres de la famille,
tout le monde pensait que c'était moi qui allais mourir,
parce que j'étais la plus diminuée par la maladie,
comme je l'ai dit, je suis venue épuisée par la maladie.
Ce sont les Blancs qui m'ont examinée
et ils ont dit que ma maladie était intense.

APRÈS…

Quand nous avons été déclarés guéris,
c'est mon grand frère qui est parti nous chercher au CTE.
Nous étions au nombre de trois.
Nous sommes rentrés tous ensemble.
C'est mon beau-frère qui s'est occupé de moi.
Il s'est occupé de mes habits, ma nourriture, tout.

De retour à la maison, les gens hésitaient à nous saluer,
ils n'acceptaient pas de nous tendre la main.

En quittant le CTE on nous a donné des habits neufs.
Nos anciens habits étaient déjà brûlés.
Ce sont eux aussi qui nous donnaient à manger.
Ils n'admettaient pas d'autre nourriture que celles qu'ils préparaient.

Même si on vous envoyait de la nourriture,
elle devait passer par eux avant de vous arriver.

Ils nous ont donné des préservatifs,
ils nous ont dit que c'était pour nous préserver contre les maladies.
Ils nous ont expliqué aussi comment s'occuper d'un malade,
comment lui venir en aide, etc.

En quittant le CTE,
on nous avait dit d'attendre entre deux à trois mois
avant d'avoir des rapports sexuels.

Avant, je faisais la lessive sans aucun problème.
Maintenant, quand je fais la lessive, ça me fait particulièrement mal,
je ressens des douleurs dont je n'avais pas l'habitude.

Quand je fais un travail difficile,
mes articulations et mon corps en général me font mal,
et ce depuis que j'ai quitté l'hôpital.

Le Pam nous a aidés quatre fois, la première fois avec six cents mille francs,
la deuxième fois avec un million deux-cent mille francs.
C'est moi qui allais chercher l'argent
pour nous qui sommes les rescapés de cette maladie.

LES SÉQUELLES DE LA MALADIE

Neuf mois après qu'elle ait été déclarée guérie, au moment où elle raconte son histoire, Rouguiatou se plaint de la persistance de diverses douleurs qu'elle attribue à sa maladie.

Les conséquences physiques et psychologiques de la maladie à virus Ebola étaient peu connues avant cette épidémie. Les rares études médicales réalisées jusqu'alors portaient sur moins d'une centaine de personnes [1]. L'intérêt pour ces recherches est réapparu du fait du

1. *Cf.* CLARK *et al.* (2015) ; cette étude a été réalisée en 2009, auprès de personnes qui avaient été atteintes lors de l'épidémie de 2007 en Ouganda ; les résultats avaient été présentés en partie à une conférence de l'*American Society of Microbiology Biodefense* en 2012, ils ont été publiés seulement en 2015.

grand nombre de personnes touchées par l'épidémie de 2013-2016, puisqu'environ 17 000 personnes ont survécu à leur maladie. L'expression de leur plainte ne pouvait passer inaperçue.

Pour nombre des personnes guéries, le soulagement de pouvoir quitter le centre de traitement a été limité par la persistance de troubles divers. La gravité de ces manifestations ainsi que leur évolution dans le temps furent variables. L'étude PostEboGui conduite en Guinée a révélé que près de huit personnes sur dix se plaignaient de divers symptômes alors même que la moitié d'entre elles étaient sorties d'un centre de traitement Ebola depuis plus d'une année (ETARD *et al.* 2017). Plus précisément, dans les six premiers mois après la sortie du centre de traitement Ebola, 21 % se plaignaient de douleurs musculaires et osseuses, 19 % de signes généraux (fatigue, fièvre, anorexie) ; 14 % de signes neurologiques (maux de tête parfois accompagnés de vertiges ou de troubles de la mémoire) ; 12 % de douleurs abdominales, et 7 % de troubles oculaires. Des atteintes graves ont été observées dans quelques cas : surdité totale, cécité, état dépressif avec tentative de suicide. Certains symptômes étaient toujours présents chez des personnes deux années après la sortie du centre de traitement Ebola : 16 % présentaient encore des douleurs musculaires et osseuses, 9 % des signes généraux (fatigue, fièvre, anorexie) ; 13 % des signes neurologiques ; 13 % de douleurs abdominales, et 3 % de troubles oculaires (TOURE *et al.*, 2017). L'apparition ou la persistance de ces manifestations ont conduit les médecins à évoquer l'existence d'un syndrome post-Ebola associant plusieurs des symptômes mentionnés. Ces symptômes sont secondaires à l'infection, ils se retrouvent à l'occasion d'autres infections virales et ne semblent pas spécifiques au virus Ebola, ils peuvent être en partie traités par des médicaments non spécifiques.

Ces symptômes plus ou moins persistants ont suscité divers recours thérapeutiques chez des professionnels de santé et des guérisseurs pour tenter d'apaiser les douleurs, la fatigue et pour accélérer la récupération. Pour quelques personnes, ces demandes de soins ont parfois conduit à des dépenses de santé supplémentaires importantes alors même que la phase aiguë de la maladie avait déjà mobilisé une part majeure des économies domestiques et des solidarités familiales. Mais pour la majorité, l'accès à des soins après la sortie du CTE s'est avérée difficile, d'une part à cause de l'incapacité financière à payer transports, consultations et prescriptions, mais aussi par la crainte de devoir dévoiler qu'ils étaient « guéris d'Ebola ». Cette auto-stigmatisation faisait écho à l'attitude de certains professionnels de santé n'ayant pas eu de formation sur la prise en charge médicale des personnes guéries et exprimant ouvertement leur crainte, voire leur refus, de s'occuper de personnes guéries d'Ebola, par peur d'une contagion rémanente. Parmi les personnes résidant à Conakry, certaines sont parties plusieurs semaines rejoindre leur famille « au village », pour se soustraire à leur environnement habituel en attendant de retrouver une apparence et une forme physique qui leur permettraient de reprendre leur place sans être l'objet de questionnement.

Après une convalescence parfois longue, la persistance d'altérations ou de déficits révèle l'existence de véritables séquelles de la maladie. Elles peuvent parfois s'avérer très invalidantes, constituer un réel handicap, et dans certains cas conduire des personnes guéries à l'impossibilité de reprendre leur vie telle qu'elle était avant Ebola. L'existence de séquelles invalidantes à long terme conduit à une forme de maladie chronique qui, même si elle n'est pas encore médicalement définie et catégorisée, implique d'un point de vue sociologique un changement dans le statut de malade. Existe-t-il une forme de reconnaissance sociale pour « les personnes guéries d'Ebola mais toujours malades » ? Est-ce que les anciens discours sur la transmission de la maladie, les informations plus récentes sur la persistance du virus plusieurs mois dans le sperme ont une influence sur l'acceptation d'un statut de malade chronique d'Ebola ? Ces aspects ne semblent pas encore avoir été explorés.

Le guide de prise en charge des personnes guéries d'Ebola produit par l'OMS concerne la prise en charge au décours immédiat de la phase aiguë mais ne prend pas en compte les aspects à long terme (WHO, 2016). Aussi, des modalités d'accompagnement médical et social, et l'accès aux soins à long terme dans le cadre d'un suivi post-Ebola, devraient être envisagées. En collaboration avec les associations de personnes guéries ou affectées par Ebola, un dispositif sanitaire pourrait associer quelques structures médicales spécialisées de référence au niveau national, en lien avec les centres de santé répartis sur l'ensemble du territoire, pour permettre un accès aux soins et une prise en charge médicale adéquate des personnes guéries présentant des séquelles. Ces activités de soins méritent d'être considérées comme complémentaires aux activités de recherche sur l'impact à long terme de la maladie et devraient s'inscrire également dans la préparation de la réponse aux nouvelles épidémies.

Sogebeya

Ils ont pris en charge la dépense du bébé pendant trois mois

Contexte

31 mars 2015, l'accalmie en Guinée forestière semble se confirmer, deux derniers cas sont sortis guéris du centre de traitement de Macenta le 10 mars. Par contre, l'épidémie progresse encore dans la région maritime, avec 265 nouveaux cas et 170 décès dans le mois ; nous sommes au niveau national à 3 492 cas et 2 314 décès. Dans la semaine du 15 au 22 mars 2015, les centres de traitement Ebola de Wonkifong et de Donka, qui sont alors prévus pour accueillir respectivement trente et vingt-cinq cas confirmés, sont saturés. Pour l'ensemble des pays touchés l'épidémie régresse, l'OMS signale que le cap des 10 000 morts a été franchi. Le Libéria enregistre un nouveau cas le 22 mars, alors qu'il n'y en avait pas eu depuis trois semaines. Cette réapparition de la maladie inquiète tous les acteurs de la lutte contre l'épidémie car l'enquête épidémiologique conclut qu'il s'agit très probablement d'une transmission sexuelle à partir d'un survivant. En Sierra-Léone, un léger recul est constaté, les nouveaux cas se trouvent dans la partie ouest du pays, précisément dans les régions frontalières avec la Guinée (Forécariah). En Guinée, l'échéance du plan « Zéro Ebola à 60 jours » était le 10 mars 2015. L'objectif n'a pas pu être atteint, mais les acteurs de la lutte contre l'épidémie notent tout de même des améliorations sur de nombreux points, notamment une « réduction des réticences de la population dans la région de Forécariah ». Un nouveau plan propose « Zéro Ebola » pour le 15 avril 2015. Il se traduit par un regain d'intensité des actions de formation et de sensibilisation à l'égard de divers

groupes sociaux (scouts, jeunes, chasseurs, guérisseurs, herboristes, « leaders communautaires », etc.), l'organisation d'une semaine de campagne médiatique « Ebola, ça suffit ! ». À l'occasion d'une réunion du Forum des Forces vives de la Guinée (un rassemblement des partis d'opposition au Président Alpha Condé), sous l'égide des Nations unies, les représentants des partis politiques se sont engagés à ne pas politiser Ebola jusqu'à la fin de l'épidémie, afin de ne pas alimenter des polémiques qui pourraient discréditer les actions en cours. Pour la dernière semaine du mois, la presse rapporte que trente deux nouvelles infections ont été enregistrées dans la seule préfecture de Forécariah et que dans la sous-préfecture de Wonkifong (Coyah) vingt-six personnes-contacts d'une même famille ont tenté de fuir pour échapper au contrôle régulier des agents sanitaires. Preuves que les campagnes d'information n'ont pas encore atteint leur but. Malgré les actions entreprises, et face à la recrudescence des cas, le Président Alpha Condé déclare le 28 mars 2015 un état « d'urgence sanitaire renforcée » pour les préfectures maritimes (Forécariah, Coyah, Dubréka, Kindia et Boffa) pour une durée de 45 jours. Le Coordonnateur national de la lutte contre Ebola en appelle à l'implication de l'armée pour confiner les populations des préfectures de Coyah et Forécariah.

Sogebeya vient de la région de Forécariah, elle est admise dans le centre de traitement Ebola de Wonkifong au début mars 2015. Elle témoigne neuf mois après son retour à domicile.

...AVANT

J'ai vingt-deux ans.
Je suis née dans le village de Kakisso,
dans l'arrondissement de Lama, préfecture de Forécariah.
C'est un village qui est loin du centre-ville de Forécariah,
à une heure et quelque en mototaxi.
Si l'on veut, on peut aussi s'y rendre grâce aux véhicules de transport,
les samedis.
Mon père est cultivateur, il travaille dans les champs.
Il habite avec ma mère dans notre village.

*Il a trois épouses qui lui ont fait plusieurs enfants, surtout des garçons.
Nous sommes six filles dont trois mariées, les autres sont encore petites.*

*Je suis mariée depuis 2010, j'ai trois enfants.
Mon mari, qui est l'homonyme de mon papa,
et moi sommes de la même famille.
C'est le fils de ma tante.
Notre mariage a eu lieu sur l'initiative de mon papa.
Moi, c'est à Conakry que j'ai grandi, dans la concession de mon oncle.
Mon mari est peintre de profession.
Nous habitons à Docci, à Conakry.
Je suis la première épouse de mon mari.
J'ai une coépouse plus jeune que moi.
Vous savez, l'homme noir, quand il gagne un peu d'argent,
surtout s'il est Soussou, il prend une nouvelle femme.
Ma coépouse est une élève qui est en 12e année au lycée.
Nous habitons dans le secteur de Nassourou,
dans un appartement composé de deux chambres avec un salon.*

PENDANT

*À la fin de 2014, après mon accouchement,
mon mari m'avait dit de partir au village.
Je suis allée habiter auprès de ma maman.
Le but du voyage était que je puisse manger
et consommer des médicaments traditionnels,
ce qui allait me permettre de reprendre des forces.
Quelques jours après mon arrivée au village,
ma demi-sœur est venue informer la famille que son mari était malade,
qu'il vomissait du sang.
Tous les membres de sa famille l'avaient délaissé.
Mais ma demi-sœur ne l'a pas abandonné.
Elle est venue nous voir en pleurs, elle disait :
« Comme ma mère n'est plus de ce monde,
ma famille ne se préoccupe pas de mon mari malade ».
Alors ma grande sœur aînée de même père
et moi sommes parties voir le malade.
Mais comme j'avais un nourrisson, j'étais restée dehors.
Je suis tout de même venue au seuil de la porte pour le saluer.
J'ai même mis ma main dans ses mains.
Après, je suis sortie.*

Ma grande sœur aussi, quand il l'a saluée,
est sortie pour aller prendre certaines choses à la maison.
Le malade a rendu l'âme devant nous.
Il est décédé au crépuscule.
Nous sommes ensuite rentrées chez nous.
Lors de son enterrement, nous sommes venues aussi.
Durant toute la maladie qui finira par avoir raison de lui,
nous ne savions pas de quelle maladie il souffrait.
C'est quand il est décédé qu'on a su qu'il s'agissait d'Ebola.
Sa famille n'avait pas voulu l'emmener à l'hôpital,
de peur qu'il ne s'agisse d'Ebola.
Les gens se méfiaient déjà à la maison.

Deux semaines plus tard,
ma maman m'a demandé de revenir dans mon foyer à Conakry.
Elle m'a dit : « Tu es trop restée ici, il faut rentrer maintenant. ».
La veille de mon départ, le vendredi,
pour Conakry, j'ai lavé les habits de ma maman.
Mais je souffrais de douleurs dans le corps.
Je voulais en même temps les repasser, mais je n'ai pas pu le faire.
J'ai dit à mon entourage que j'étais malade.
Les gens ont alors dit :
« Oh ! vous êtes habituées aux trucs de Conakry,
comme tu viens d'accoucher
et que quand même tu as pris la peine de travailler,
c'est ce qui a provoqué les douleurs dont tu souffres ».
Mon père est alors parti au marché à la recherche
d'un guérisseur du dana wali [1].
Ils ont apporté le médicament anti-palu.
Le lendemain, le samedi matin, j'étais toujours couchée,
je souffrais de douleurs dans le corps.
Ma maman a mis sur le feu les décoctions contre le palu.
Quand le médicament a bouilli, ils m'ont dit de le boire.
Quand je l'ai bu, j'ai commencé à vomir, j'ai alors vomi sans arrêt.
Je me suis dit : « Ah ! ».
Mais ils ont dit que ce sont les crachats de la maladie
qui sortaient de mon corps.
Je n'arrêtais vraiment pas de vomir.
Avant le jour suivant, le dimanche matin, ma gorge s'était desséchée.

---

1. Terme habituellement traduit par « paludisme chronique ».

Je n'arrivais plus à avaler ma salive, je ne pouvais plus boire non plus.
J'ai alors appelé le troisième fils de ma maman, mon grand frère.
J'ai dit : « Kassim ? ».
Il a répondu « Oui, qu'est-ce qu'il y a ? ».
Je lui ai dit : « Ma gorge s'est asséchée, je n'arrive plus à avaler ma salive ».
Une chose était sûre, depuis le début de ma maladie, j'avais pensé à Ebola.
Parce que deux jeunes filles sont mortes chez nous,
leurs gorges s'étaient aussi asséchées et tordues.
C'était nos voisines, les gens n'arrêtaient pas de dire que c'était de l'angine[2].
Comme moi aussi j'ai eu les mêmes symptômes,
vous voyez l'esprit dans lequel je pouvais me trouver.
À un moment, j'ai dit : « Ah ! Kassim, le trou de ma gorge est fermé ».
Kassim est alors sorti de la maison et a appelé ma maman.
Il a dit : « Maman, est-ce que ce n'est pas l'angine, ce dont souffre Sogebeya ? ».
J'ai dit :« Non ce n'est pas de l'angine, ça ».
J'ai encore répété une nouvelle fois : « Ce n'est pas de l'angine ! ».
Ma maman a alors éclaté en sanglots, elle est sortie.
Elle a appelé une mototaxi, elle a dit :
« Je vais emmener ma fille à Hasorya, mon village ».
Elle a pris mon nourrisson.
Nous avons pris la mototaxi et nous sommes parties à son village.
Mais là-bas aussi,
les habitants appellent toujours la Croix-Rouge en cas de maladie.
Même si vous êtes le fils du pays, quand vous entrez là-bas malade,
ils appellent la Croix-Rouge.
Ils agissaient ainsi pour éviter qu'Ebola ne pénètre et ne se propage chez eux.
Ils n'ont pas dit, contrairement à d'autres, que c'était un complot.
Avec ma maman, quand on est arrivés,
le chef du village nous avait aperçues sur la moto.
Il s'est déplacé pour venir vers nous.
Il a demandé à ma maman : « Comment allez-vous ? »
Elle a répondu : « C'est ma fille qui est malade »
Il n'a pas dit là-bas sur place qu'il allait appeler la Croix-Rouge.
Il est d'abord parti accompagner mon jeune oncle.
C'était vers 19 h.
Quant à moi, je continuais à vomir.
Les femmes du chef du village sont venues alors dire à ma mère,
que mes yeux étaient devenus rouges, elles ont dit :
« Oh, elle souffre du palu chronique ».

2. En soussou : *kon souhi*, « angine ».

Elles ont montré à ma mère celui qui produit le médicament anti-palu.
Quelques minutes après, ma maman est revenue avec le médicament.
J'étais couchée sur la natte, devant la maison.
Le médicament a été bouilli, et je me suis lavée avec.
Il était maintenant tard, vers les 2 h du matin,
j'étais complètement épuisée par la maladie.
J'avais presque perdu la vue, je ne voyais presque plus.
Je me suis approchée de ma maman, j'ai dit :
« Maman, je vais mourir maintenant ».
Elle a éclaté en sanglots et elle est sortie.
Elle est revenue et les gens sont venus.
Ils ont dit « Qu'est-ce qu'il y a ? »
Elle a répondu : « Ma fille est en train de mourir ».
J'ai alors dit : « S'il vous plaît, pour l'amour de Dieu, envoyez-moi à l'hôpital ».
La femme de mon oncle a dit :
« Actuellement les hôpitaux sont tels que lorsque vous y allez on vous tue ».
Je leur ai répondu : « Je vous jure qu'ils ne vont pas me tuer,
envoyez-moi à l'hôpital, pour l'amour de Dieu ».
Ils ont dit « Non, nous ne pouvons pas t'y emmener ».
Ma mère avait dérobé mon téléphone pour l'emporter à charger.
Elle est partie frapper à la porte de celui qui le chargeait
en lui disant de le lui donner.
Dans la même nuit,
ma maman a appelé mes frères pour les informer de ma maladie.
Ces derniers ont crié à l'autre bout du téléphone.
Et ils ont pris la même nuit des motos pour venir.
Quand mon grand frère m'a vue, il a éclaté en sanglots,
parce que je n'avais plus figure humaine.
J'ai alors dit : « Zakaria, emmène-moi à l'hôpital ! ».
Il m'a rétorqué : « Si on t'y emmène, on t'assassinera ».
J'ai dit : « Ils ne vont pas me tuer ».
Il a dit : « OK, mais moi je ne t'y emmènerai pas ».
À mon tour, je lui ai dit :
« Si vous refusez de m'emmener, sous motif qu'ils vont me tuer,
d'ici le matin, je serai morte,
vu l'état dans lequel je me trouve actuellement ».
C'est après cet épisode que mon oncle, le jeune frère de ma maman,
est venu arracher la clé de la moto des mains de mon frère.
Il m'a alors demandé de venir avec lui.
Ma mère est venue me relever alors qu'elle était en pleurs.
Elle n'arrêtait pas de dire en même temps que quand je serais à l'hôpital,

ils allaient me tuer.
Mon oncle et moi avons pris la moto,
ils ont mis des habits entre mon oncle et moi.
Ma maman aussi s'est jointe à nous sur la même moto, derrière moi.
Au cours de la route, nous nous sommes arrêtés
devant la porte de la sœur de ma maman.
Le mari de cette dernière a appelé la Croix-Rouge.
Ma maman a dit :
« N'appelle pas les gens de la Croix-Rouge pour ma fille, ils vont la tuer ».
Le mari de ma tante a répondu :
« Ma belle-sœur, votre fille n'aura aucun préjudice, il faut croire en Dieu ».
Il a alors appelé la Croix-Rouge vers les 5 h du matin.
La Croix-Rouge a dit : « Laissez-la là-bas, nous irons la chercher le matin ».
Il a rétorqué en disant : « On ne peut pas laisser cette fille ici ».
La Croix-Rouge a alors dit :
« Dans ce cas, vous l'amenez. Nous ne pouvons pas venir à cette heure ! ».
Accompagnée de ma mère et de son petit frère,
nous avons pris la route pour aller à la Croix-Rouge.
Au niveau de la nouvelle gare-voiture
qui venait d'être mise en service à Forécariah,
nous avons trouvé des jeunes, l'un d'eux parlait au téléphone.
Notre chauffeur ne connaissait pas l'hôpital où nous nous dirigions.
Un jeune est venu demander au chauffeur notre destination,
le chauffeur a dit : « C'est celle qui est malade qu'on emmène à l'hôpital ».
Le jeune homme lance alors à la cantonade :
« N'emmenez pas cette fille là-bas, ils vont la tuer ».
Furieux, le mari de ma tante est allé gifler le jeune homme.
Il lui a lancé en même temps : « Arrêtez votre hypocrisie ! ».
Nous avons ensuite pris le véhicule, nous sommes allés frapper
à la porte de l'hôpital Toureya de Forécariah transformé en CTE.
On m'a fait des analyses.
Les docteurs qui y étaient m'ont demandé, je leur ai expliqué d'où je venais.
Ils ont fait des analyses à mon bébé, après le bébé est parti à la maison.
Ils m'ont ensuite fait une perfusion et m'ont pris du sang.
Je les ai même vus extraire mon sang.
J'étais seule dans la salle que j'occupais.
Il y avait tout de même des malades dans d'autres salles.
Le CTE de Forécariah est construit sur un modèle
où chaque patient occupe une pièce.
Avant une heure, ils sont venus encore me réveiller pour me demander.
Ils m'ont dit : « Sogebeya ? ».

J'ai répondu oui.
Ils ont ajouté :
« Est-ce que quand on a pris ton sang tout à l'heure, tu nous as vus ? ».
J'ai dit oui.
Ils m'ont ensuite dit : « Nous allons vous emmener à Coyah ».
Moi je leur ai demandé : « Pourquoi faire à Coyah ? ».
Ils m'ont répondu : « Pour vous soigner ».
Je leur ai dit : « Je n'irai pas à Coyah ».
Ils m'ont dit : « Pourquoi vous ne voulez pas aller à Coyah ? ».
J'ai dit : « Avant que je tombe malade,
j'avais entendu qu'un célèbre docteur chirurgien de Coyah
avait coupé la gorge d'un individu ».
Ils ont dit : « Non ce n'est pas là-bas, notre centre est construit à Wonkifong
(toujours dans Coyah). C'est à Wonkifong que nous allons vous envoyer ».
J'ai alors donné mon accord.
J'avais toujours la foi
qui m'avait donné le courage de venir de moi-même au CTE.
C'est pourquoi j'ai donné mon accord.
Les docteurs sont venus arrêter la perfusion et m'ont tenu la main,
nous sommes sortis dehors où il y avait une voiture qui attendait.
J'ai pris place dans cette voiture.
Une fois dans la voiture, j'ai perdu conscience.
Je ne sais pas à quelle heure je suis arrivée à Wonkifong.
J'ai repris conscience une fois sur le lit là-bas.
J'étais sous perfusion.
Ma famille est ensuite venue.
Mais je ne pouvais toujours pas marcher, je n'arrêtais pas non plus de vomir.
Vous savez, vous pouviez me voir étendue sur la terre,
mes pieds étaient paralysés.
Deux à trois jours plus tard, les docteurs sont venus à côté de mon lit,
ils ont ensuite dit : « Sogebeya ? Est-ce que ça va mieux ? ».
Je leur ai répondu que ça commençait à aller mieux.
Ils m'ont ensuite dit : « Nous vous avons envoyé des médicaments,
des médicaments qui conserveront votre santé.
Mais nous ne pouvons pas vous les donner sans votre consentement.
Il faut que nous vous le demandions,
parce que vos parents vont vous appeler
pour vous dire que nous avons des médicaments conçus pour vous tuer,
qu'on vous empoisonne, il faut que nous vous demandions la permission ».
Moi aussi je leur ai dit :
« Si c'est un médicament qui va m'aider à retrouver la santé, je le prendrai.

Si au contraire c'est un médicament pour me tuer,
comme nous sommes tous mortels,
je n'aurai pas peur de prendre ce médicament ».
Les docteurs ont raison de dire ce qu'ils ont dit,
parce qu'effectivement on m'appelait au téléphone.
C'est pourquoi quand je suis allée là-bas, j'ai éteint mon téléphone.
Je suis arrivée au CTE très malade,
mais mes parents et mes amis n'arrêtaient pas de m'appeler.
Ils me disaient : « Il y a des comprimés là-bas, si tu les prends,
ils vont découper ton intestin ».
Mais toujours on me donnait ces médicaments,
ils ressemblaient aux decompress[3] *de couleur jaune.*
Ils sont venus mettre les médicaments
dans la paume de ma main avec une bouteille d'eau.
Je les ai pris.
J'ai continué à prendre le médicament pendant dix jours.
Le CTE de Wonkifong est un grand centre,
les gens entrent et d'autres meurent.
Vous pouvez apercevoir dans ce CTE une forêt de lits sans fin.
Avec les décès qui survenaient,
j'ai réellement eu peur quand je suis arrivée là-bas.
Quand je suis arrivée au CTE, le lendemain, au matin,
ils ont envoyé la petite sœur de mon père, seuls deux lits nous séparaient.
Mais elle a été emportée par la maladie.
C'est ce décès qui m'a fait peur.
Vous pouvez voir votre lit et le suivant, le lit de votre voisine,
et vous pouvez vous réveiller un matin en la trouvant morte sur son lit.
Je me suis levée et me suis arrêtée au niveau de son lit, elle était déjà morte.
Au CTE, quand j'ai commencé à marcher, je m'occupais des gens dans la salle.
Si je trouvais quelqu'un dans un état difficile,
j'essayais de le faire se lever, je cherchais de l'eau pour le laver.
C'était dans les périodes où les docteurs étaient absents.
De plus, ils ne venaient dans les salles des patients
qu'à des heures bien précises.
Parfois ils pouvaient emmener un enfant
qui n'était pas accompagné de ses parents.
Comme j'avais repris des forces, je m'occupais de l'enfant.
Et quand on m'envoyait de la nourriture, je lui en donnais aussi.

---

3. En soussou, désigne un produit pharmaceutique en vente dans les pharmacies et sur le marché informel des médicaments, sous le nom de B-complexe®.

Si c'était un voisin qui ne mangeait pas,
j'allais m'asseoir à côté pour l'encourager à manger.
Quand je suis tombée malade, mon mari a été appelé au téléphone,
mais il était en voyage.
Il était en effet parti accompagner l'un de ses amis à Kamsar.
Mais il nous a dit après que son téléphone était déchargé ce jour-là.
Le jour où il est revenu à Conakry, son jeune frère l'a appelé pour l'informer
que sa femme avait été hospitalisée à Wonkifong.
Comme il a une moto, il est venu me rendre visite.
Nous avons passé toute la journée ensemble,
mais il n'a pas pu y passer la nuit.
Il est revenu le lendemain avec mes amis de Conakry.
Quand il venait, on se voyait à travers le grillage.
Les parents de mon mari ne sont pas venus me voir au CTE.
Ils ont prétexté que s'ils étaient venus me voir là-bas,
ils auraient eux aussi été admis au CTE.
Si vous parlez avec l'un d'eux, il vous dira : « Nous, si quelqu'un est infecté
d'Ebola, nous aurons peur de lui, nous n'oserons pas nous approcher de lui ».
C'est seulement ma belle-mère qui est venue me voir une seule fois.
Après elle n'a plus voulu revenir.
Mais quand j'ai commencé à récupérer,
mon mari venait tous les deux à trois jours.

APRÈS…

Je suis restée jusqu'à ce que j'aie retrouvé la santé.
On était deux, celle avec qui j'étais a en effet perdu son mari,
sa fille aussi est décédée.
C'est au CTE qu'on s'est connues, mais nous sommes très amies maintenant.
Elle habite à Banboulou.
Avec elle, nous nous occupions de beaucoup de gens au centre.
Toutefois j'ai quitté le CTE avant elle.
Le matin du jour où on devait sortir,
c'est le même jour qu'on a envoyé sa fille malade.
Elle a dit qu'elle ne pourra pas sortir et laisser sa fille seule.
Elle a demandé à rester pour s'occuper de sa fille, moi, je suis partie.
Après avoir retrouvé la santé, les parents de mon mari
lui ont fait peur en disant que si je revenais je le contaminerais.
Toutefois mon mari m'appelle au téléphone.
Si on lui disait que j'étais malade,
il se déplacerait pour venir s'enquérir de mes nouvelles.

Mais il a toujours peur.
Je reste encore chez moi, jusqu'à ce qu'il soit rassuré.
Je pourrai alors revenir dans mon foyer.
Le jour où il viendra me chercher, nous reviendrons ensemble.
Comme c'est lui qui m'a envoyée là-bas, je suis sa femme,
je suis prête à revenir n'importe quel jour.
Même s'il me demandait de revenir aujourd'hui, je le ferai.
Après mon rétablissement d'Ebola,
j'ai travaillé dans le même CTE où j'ai été hospitalisée.
J'ai été appelée par l'un des chefs du lieu qui s'appelle Hassan.
Il m'a dit qu'il y avait une formation là-bas, si je voulais la suivre.
Je suis donc allée suivre cette formation.
Hassan m'a rappelée parce que c'est là-bas où j'ai été soignée.
De plus, il m'avait vue à la tâche,
notamment avec l'aide que j'apportais aux enfants.
C'est comme ça finalement que j'ai été contactée.
Nous avons été six personnes à être embauchées, tous des guéris.
Quand les enfants malades venaient,
nous faisions des changements dans le travail.
L'un de nous descendait ou bien deux personnes si c'était deux enfants.
On passait la nuit sur place.
À 8 h du matin, on prenait une douche,
d'autres personnes venaient ensuite prendre la relève.
Eux aussi passent à leur tour la nuit là-bas.
C'est comme ça que ça se passait.
Nous étions à la porte, quand la nourriture venait pour les malades,
nous nous chargions de la leur donner.
Nous nous occupions de leur logement, de leurs habits, de leur nourriture,
nous nous occupions de tout.
Par exemple, quand un parent venait rendre visite à un malade,
nous l'aidions à trouver le malade.
Nous partions chercher une chaise et la placer au bon endroit.
Ensuite on partait chercher le malade.
On l'aidait à marcher pour qu'il s'assoie,
et qu'il puisse parler convenablement avec celui qui est venu lui rendre visite.
Si le visiteur est venu avec de la nourriture,
nous apportions la nourriture au malade.
J'étais payée deux millions de francs guinéens par mois.
J'y ai travaillé pendant trois mois.
Quand vous gagnez de l'argent,
vous l'investissez dans quelque chose qui a de la valeur.

C'est dans cet esprit que j'ai acheté un congélateur,
une bibliothèque démontable et une table.
J'ai aussi meublé ma chambre qui se trouve à Conakry.
C'est ici chez moi, chez mon mari, même si je n'y habite pas actuellement.
J'ai encore tous mes effets ici, à Conakry, j'ai ma clé à moi avec moi.
Certes mon mari ne m'a pas encore dit de revenir à la maison,
parce qu'il n'a pas peut-être besoin de moi, je suis une femme en maternité.
Quand vous êtes en maternité, on n'a pas besoin de vous.
J'avoue que c'est une sorte d'ingratitude de la part de l'homme.
Quand je travaillais au CTE de Wonkifong, mon papa m'a appelée un jour
pour me dire que la Croix-Rouge est venue leur dire de se faire vacciner,
mais qu'ils étaient réticents.
Puisqu'on m'avait expliqué les avantages au CTE où je travaillais,
j'ai essayé d'expliquer à mon papa les avantages comme,
par exemple, le fait que la vaccination nous protégera contre la maladie.
Je lui ai dit qu'il n'y avait rien de mal
et qu'il n'y avait pas de poison dans les vaccins.
Je lui ai dit : « Tous ceux qui sont dans ta maison, il faut les vacciner tous ».
Tout le monde a accepté, en tout cas dans ma famille.

Depuis que j'ai quitté le CTE,
il y a dix mois, je n'ai pas eu de rapports sexuels avec mon mari,
en partie parce que je suis « en maternité ».
Mon bébé est âgé d'un an maintenant.
Je ne l'ai pas encore sevré, mais ça ne saurait tarder.
Cela n'empêche pas mon mari de se déplacer pour aller nous rendre visite,
ou partir s'enquérir des nouvelles de l'un de ses enfants qui serait malade.

Avant la maladie, je faisais de petites activités commerciales.
Je gagnais quand même un peu de bénéfice.
Parfois je pouvais mettre de côté jusqu'à vingt mille francs guinéens par jour.
Je participais aussi à des activités de tontine.
Actuellement je ne fais plus rien, je suis au village, je n'ai donc pas d'argent,
sans oublier que je suis issue d'une famille
qui n'exerce que des travaux champêtres.
Quand je travaillais, j'ai économisé un peu.
Mais j'ai déjà dépensé l'argent que j'ai économisé.
Mon enfant ne boit pas mon lait, mon bébé ne mange que des aliments.
Mon enfant ne mange que du Cerelac qui ne dure que deux jours.
Quand j'ai été hospitalisée, on m'a dit de ne pas lui donner le lait maternel.
Le carton de Cerelac, c'est deux cent cinquante mille francs guinéens.

Les ONG humanitaires ont pris en charge la dépense du bébé pendant trois mois, mais après c'est moi qui ai pris tout le reste en charge.

Les dispositifs de soutien social pour les personnes guéries

À la fin de son récit, Sogebeya évoque brièvement l'appui financier qu'elle a pu obtenir pour l'alimentation de son enfant.

De nombreux acteurs sociaux se sont engagés dans l'aide aux personnes guéries ou aux familles atteintes par l'épidémie : des agences des Nations unies dont la mission habituelle est l'aide aux populations en situation de crise (Unicef, Programme alimentaire mondial, Organisation des Nations unies pour l'alimentation et l'agriculture…), diverses organisations non gouvernementales d'envergure internationale (Plan international, Conseil danois pour les réfugiés, *Child Fund*…) dont certaines intervenaient en Guinée depuis plusieurs années, des Organisations non gouvernementales et associations guinéennes (SOS Guinée, Sabou Guinée…), des petites associations et des initiatives privées individuelles, locales ou étrangères.

En pratique, ces aides, souvent désignées par l'appellation de « soutien social », ont consisté selon les acteurs et en proportion variable, en dons de produits alimentaires, dons monétaires, habits et produits d'hygiène, fournitures scolaires, mais aussi des bâches (pour se protéger de la pluie), des outils et des produits agricoles, etc. La première de ces aides était immédiatement fournie à la sortie des centres de traitement. Elle visait à remplacer quelques un des objets de première nécessité pour la plupart détruits au moment de la désinfection du domicile. Ces « kits de sortie » comprenaient le plus souvent quelques habits et pagnes, un « kit d'hygiène » (savon, brosse à dents et pâte dentifrice, rasoirs, serviettes hygiéniques, préservatifs) et « un kit alimentaire » (25 ou 50 kg de riz, 2,5 l d'huile, 2 kg de farine), parfois un matelas.

Les actions de « soutien aux victimes » ont été mises en œuvre dans un deuxième temps. Elles ont consisté en une diversité d'initiatives longtemps non coordonnées et souvent ponctuelles, telles la distribution de sacs de riz ou de fournitures scolaires aux personnes guéries d'un quartier ou d'une localité, la reconstruction du logement d'une famille dont la maison s'était effondrée à cause de la pluie, etc. Certains organismes caritatifs ont orienté leur soutien vers des populations spécifiques, principalement les enfants orphelins (qu'ils aient été eux-mêmes malades d'Ebola ou non), les veuves, les femmes ; quelques mises en scènes d'autopromotion des donateurs furent rapportées par les médias.

Les associations de personnes guéries se sont formées fin 2014, début 2015, sous l'impulsion d'acteurs de santé locaux et internationaux qui avaient l'expérience des groupes d'auto-support entre personnes concernées par une même maladie (VIH, diabète, drépanocytose, etc.). Ces associations se sont rapidement positionnées comme les intermédiaires incontournables entre les organismes caritatifs et les personnes guéries ou les familles affectées, pour l'identification des bénéficiaires et l'attribution des aides. Les leaders de ces associations ont développé des modes d'actions correspondant au modèle « des courtiers en développement » décrit par les travaux antérieurs en anthropologie du développement (OLIVIER DE SARDAN, 1995). Le passage obligé par les associations a suscité l'augmentation de leur nombre, puis l'apparition de tensions entre membres dans la captation des ressources que représentaient les aides, et des accusations de clientélisme en leur sein.

Hormis les aides immédiates à la sortie des centres de traitement, la plupart des dispositifs de soutien aux personnes guéries ont été mis en place lentement : les plus précoces six mois après le début de l'épidémie, certains plus d'une année après. Ainsi, c'est quinze mois après le début de l'épidémie — en juin 2015 — qu'a été créé le *Groupe technique d'assistance aux survivants d'Ebola*. Cette instance de coordination, dirigée par le Programme alimentaire mondial, associait les principaux acteurs internationaux et nationaux.

La médiatisation des actions de soutien aux personnes guéries a pu laisser croire à un mouvement collectif de grande ampleur. Quelques rumeurs ont même présenté les personnes guéries comme des personnes finalement privilégiées au regard du reste de la population puisqu'elles recevaient diverses aides matérielles ou pécuniaires. Mais, pour de nombreuses personnes guéries, les dispositifs de soutien social sont arrivés tardivement par rapport aux situations de précarité économique et sociale auxquelles elles étaient soudainement confrontées. Ces aides, diverses dans leur nature et épisodiques dans leur distribution, ont favorisé chez certaines personnes guéries des stratégies visant à solliciter simultanément les appuis de divers organismes, en étant insérées dans plusieurs réseaux de soutien pour être informées à temps des offres disponibles. En pratique, de nombreuses personnes rencontrées n'ont bénéficié que de très peu de soutien matériel. Pour certaines, ces soutiens sont arrivés de nombreux mois après la maladie, et leur caractère ponctuel n'a pu empêcher la profonde détérioration de leurs conditions de vie.

Le nombre et la diversité des acteurs nationaux et internationaux qui se sont engagés dans les activités de soutien social aux victimes d'Ebola, le moment de leur engagement par rapport à l'évolution de l'épidémie, le choix de leur population « cible », la nature des aides apportées, la réticence de certains à toute forme de coordination, constituent autant d'éléments à prendre en compte pour comprendre la portée des actions mise en œuvre. Dans le contexte post-Ebola en Guinée, une anthropologie des dispositifs de soutien social est encore à réaliser, en se référant aux travaux d'anthropologie de l'aide humanitaire et du développement.

Mariama

Notre mari nous a forcées à nous faire vacciner

Contexte

À Conakry, le mois d'avril 2015 débute par une journée « ville morte », une protestation organisée par les partis politiques d'opposition pour exiger le maintien du calendrier électoral des élections locales par rapport à l'élection présidentielle prévue le 11 octobre. Ces partis accusent le gouvernement « d'utiliser Ebola » pour modifier le calendrier électoral à son avantage. Dans la ville, la « stratégie renforcée d'information de la population » se traduit par l'omniprésence d'affiches rappelant la nécessité de se laver les mains, ou d'appeler les services sanitaires en cas de suspicion. Des stands itinérants « d'informations Ebola » tenus par des jeunes, avec tee-shirt et casquettes au logo « Stop Ebola ! » et accompagnés par des sonos tonitruantes parcourent la ville, dans une apparente indifférence des passants. Il y a eu à Conakry six nouveaux cas au début du mois d'avril, près de 600 personnes sont astreintes au suivi médical. La gestion de la situation épidémique conduit toujours les autorités sanitaires à osciller entre l'application de mesures contraignantes et la volonté de ne pas perturber de manière trop importante la vie quotidienne. Ainsi, la Foire internationale de Conakry (en avril 2015) est maintenue, mais elle est quadrillée de stands de lavage des mains et de prise de température. Par contre, le pèlerinage chrétien de Boffa qui devait avoir lieu le 7 avril 2015 est annulé par les responsables religieux, un cas ayant été identifié récemment dans cette préfecture. Une stratégie de surveillance à grande échelle est organisée pour la première fois dans la région de Forécariah ou l'épidémie est active (dix-sept nouveaux cas à la mi-avril). Il s'agit d'une « recherche active des cas » qui consiste en la visite en porte-à-porte de l'ensemble des ménages de la préfecture par des agents de santé. En quatre jours, près de 53 000 ménages ont été visités, permettant de contrôler environ 265 000 personnes ! Neuf nouveaux cas ont été identifiés. Ce déploiement accompagné de forces de sécurité n'a pas été l'objet de violence.

Depuis le mois de mars 2015, une vaccination contre Ebola est réalisée pour les personnes-contacts en surveillance. En effet, peu de temps après le début de l'épidémie, sous l'égide de l'OMS, des équipes de recherche du département de la défense des États-Unis d'Amérique, des plus grands groupes de l'industrie pharmaceutique (GlaxoSmithKline, Merck, Jonhson & Johnson), de diverses institutions gouvernementales de plusieurs pays du Nord, avec le soutien de plusieurs fondations (*Fondation B&M Gates*, *Wellcome Trust*) ont été mobilisées pour développer les recherches sur un vaccin. Dés le mois d'octobre 2014, ont débuté les premiers essais cliniques auprès de volontaires aux États-Unis d'Amérique ; puis, à partir de novembre 2014, au Gabon, Kenya, Allemagne et en Suisse. Les analyses et les développements ont été réalisés de manière exceptionnellement rapides, et ont conduit à la mise en place du premier essai vaccinal à grande échelle en Guinée (HENAO-RESTREPO *et al.* 2017). Le 7 mars 2015, la Coordination nationale de lutte contre Ebola annonce le démarrage de l'essai clinique vaccinal. Les photographies de la vaccination du Coordonnateur de la lutte contre Ebola et du ministre de la Santé sont publiées dans la presse, en plus des noms des dix « premiers volontaires vaccinés en Guinée ». Une formation des journalistes est assurée et les premières vaccinations débutent le 23 mars 2015. La vaccination concerne les personnes qui ont été en contact avec une personne malade [1]. L'étude est initialement conduite dans les régions de la Guinée maritime car l'épidémie était alors circonscrite en région forestière. En pratique, dès lors, presque toutes les personnes-contacts d'un nouveau malade sont alors vaccinées dans le pays.

La famille de Mariama est atteinte par Ebola au mois de juin 2015. Elle résidait alors dans la préfecture de Boké. Elle a été hospitalisée

1. Plus précisément, la vaccination est réalisée chez les sujets contacts et les contacts des sujets contacts de chaque cas confirmé ; pour une description détaillée *cf.* CONSORTIUM ÇA SUFFIT RING VACCINATION TRIAL (2015).

dans le centre de traitement de Kindia. Son témoignage a été recueilli cinq mois après sa sortie du centre de traitement.

…AVANT

J'ai quarante ans, je suis de Boké, plus précisément de Kubrata.
Je suis mariée.
Je suis la deuxième femme, avec une coépouse.

Mon mari a divorcé avec d'autres femmes.
Quant à moi, je suis le fruit d'une initiative insolite
d'une femme de mon mari actuel avec qui il avait déjà eu des enfants.
Cette femme avait une santé chancelante.
Nous sommes de la même famille élargie.
Elle est partie un jour voir mon père pour lui dire
qu'elle voulait que j'épouse son mari, pour que je prenne soin de ses enfants.
C'est ainsi que mes parents m'ont donnée à son mari.
Après notre mariage, ma coépouse,
qui avait demandé ma main pour son mari,
n'a pas voulu revenir avec nous à Boké.
Mais, moi,
mes parents m'ont dit de venir avec celui qui était devenu mon mari.
C'est comme ça que nous sommes revenus ensemble à Boké.
Quant à ma coépouse, elle refuse toujours de revenir dans le foyer.
J'ai six enfants,
mais j'ai aussi deux enfants à charge qui m'ont été confiés par ma sœur.

PENDANT

C'est le grand frère d'un voisin qui a apporté la maladie chez nous.
Ouvrier apprenti de son état, le jeune homme est tombé malade à Kamsar
où il résidait, son tuteur avait essayé de le soigner sans succès.
Il a ensuite été emmené dans notre contrée dans un état critique.
Il souffrait de maux de ventre et de diarrhée.
Il en souffrait au point que sa main était devenue presque invalide.
Étant le chef de quartier, mon mari est allé voir la maman du malade.
Il lui a dit : « Votre fils est tombé malade,
je voudrais appeler la Croix-Rouge pour qu'elle vienne l'examiner.

*Surtout pour savoir voir s'il n'est pas atteint de la maladie
dont on nous parle actuellement.
S'il s'avère être le cas, nous pourrons l'emmener à l'hôpital à temps ».
Quand il lui a dit cela,
la maman du malade a dit que mon mari était son ennemi.
Mais il avait agi ainsi dans le respect des consignes données par les autorités.
Étant le chef de quartier dans une période où une maladie circulait, il a dit :
« je vais les appeler ».
Il a finalement appelé la Croix-Rouge.
Mais la maman du jeune homme et sa famille
n'arrêtaient pas de lui lancer des injures.
Nous avons été victimes de beaucoup d'insultes, moi et mon mari.
Le matin, par exemple, toute la famille de la mégère
avait quitté le village pour venir s'asseoir au seuil de la porte.
Les insultes ne cessaient alors de fuser.
Même si mon mari était le chef de quartier,
comment pouvait-il les faire dégager ?
Tout le monde avait peur.
Personne ne rentrait,
personne ne sortait, tout le monde soupçonnait quelque chose.
Les gens de la Croix-Rouge ont emmené le jeune homme dans une clinique.
Le docteur de la clinique a dit qu'il s'agissait de la fièvre typhoïde.
Dès qu'on a dit qu'il souffrait de typhoïde,
nous avons tous poussé un ouf de soulagement.
Nous avons alors dit : « Ce n'est pas la maladie Ebola tant redoutée ».
Personne n'avait plus peur.
Nous, les voisins, sommes venus tous le voir
et avons été en contact direct avec lui.
Finalement, Dieu merci, lui n'est pas mort, il a retrouvé la santé.
Nous sommes restés ainsi.*

*Quelques jours plus tard, la maman du jeune homme est tombée malade.
Mon mari a proposé de l'emmener à l'hôpital.
Au début, elle a dit qu'elle n'irait pas à l'hôpital où elle serait tuée.
Elle a été finalement emmenée à l'hôpital.
Trois à quatre jours plus tard, nous avons été informés de son décès.
À l'hôpital, elle était accompagnée de l'une de ses filles, Ciré,
elle aussi avait attrapé la maladie, sans qu'on le sache.
Nous nous sommes déplacés pour aller aux funérailles.
Ciré pleurait, elle continuait de pleurer et de se lamenter sur les gens.
C'est comme ça qu'elle nous a contaminés.*

Finalement trois des enfants de la femme décédée
sont tombés malades tour à tour.
Le reste de la famille a fui,
il ne restait que les enfants dans la maison, sans leur papa et leur maman.
Ils ont été laissés chez mon mari.
C'était à nous maintenant de leur envoyer de la nourriture.
Si un enfant pleurait, c'était à nous d'aller voir.
Nos concessions sont côte à côte.
Quelques jours plus tard, la coépouse de la défunte,
qui s'était aussi occupée d'elle, est tombée malade.
Elle a été amenée par son mari à Conakry.
La fille de la défunte, Ciré, est tombée malade.
Elle décéda quelques jours plus tard.
C'est après le décès de Ciré que tout le monde a eu vraiment peur.

Avant que Ciré ne soit emportée par la maladie,
c'est la femme d'un jeune frère de mon mari
qui avait passé tout une nuit auprès d'elle.
Elle s'était occupée toute la nuit de ses défécations et de ses vomissements.
Elle aussi est tombée malade.
De mon côté, je m'étais occupée de cette dernière.
Comme c'était une fille très agitée,
nous étions obligés de lui faire porter un pantalon.
Nous ne savions toujours pas qu'il s'agissait d'Ebola.
Elle décéda au bout de quelques jours.
Je suis tombée malade à mon tour.
J'étais avec une femme de mon beau-frère.
Nous étions toutes les deux malades.
C'est à ce moment
que mon mari a décidé d'appeler à nouveau la Croix-Rouge.
Pour éviter la diffusion de la maladie,
les autorités nous ont mis en quarantaine, avant l'arrivée de la Croix-Rouge.
Quand j'ai été attaquée par la maladie,
c'est à ce moment que les gens ont commencé à comprendre
que ce n'était pas du fossi.
Dans notre ville, Kubrata, quand nous sommes tombés malades,
la ville a été désertée par tout le monde.
C'est dans notre concession seulement où on pouvait apercevoir des gens.
Jusqu'à présent,
si mon mari appelle les gens pour des cérémonies mondaines,
ce n'est pas tout le monde qui vient.

Finalement les gens chargés de nous administrer la vaccination,
la Croix-Rouge, sont venus dans notre quartier.
J'avais déjà des soupçons sur moi-même.
Je me disais que quelque chose n'allait pas dans mon corps.
Alors, quand les gens de la vaccination sont venus,
ils nous ont dit qu'après avoir été vacciné, nous n'allions pas avoir Ebola.
Mais moi je ne me sentais pas bien.
Quant à ceux qui m'insultaient, ils ont continué de plus belle leurs insultes.
Ils ont en même temps refusé de se faire vacciner.
Ils ont dit que quand on se vaccine c'est pour se faire tuer.
Nous, notre mari nous a forcées à nous faire vacciner.
Nous étions nombreuses à nous faire vacciner.
Les gens ont dit que nos maris nous ont vendues.
Après avoir été vaccinée, j'ai eu les autres maladies.
C'est cette opération qui a même provoqué la maladie qui dormait en moi.
Balakhissa, qui est ma voisine à Kubrata, n'a pas accepté de se faire vacciner.
Son défunt mari, qui était médecin,
a quant à lui a accepté de se faire vacciner, et il a été malade et il est mort.

La Croix-Rouge nous a emmenées,
la femme du jeune frère de mon mari et moi, au CTE de Kindia.
Nous étions dans la même salle, nos deux lits se faisaient face.
Elle décéda quelques heures après notre arrivée au centre.
Avant de mourir, elle m'a dit qu'elle n'allait pas s'en sortir.
Elle m'a demandé de prendre soin de ses enfants.
Je lui ai dit : « Si tu dis que tu ne vas pas t'en sortir,
moi non plus je ne sais pas si je m'en sortirais. Il ne faut pas me dire adieu,
alors que nous sommes toutes les deux malades ».
Elle m'a dit : « Oui mais mon état ne me permet pas d'espérer vivre encore ».
Elle est décédée par la suite.
La même nuit, une autre personne de la même salle est décédée.
J'ai eu alors la frousse de ma vie et des crises de tremblements.
J'étais comme quelqu'un qui a fait déjà un pas vers l'autre monde.
Je ne savais plus la réalité des choses.
Par la suite les docteurs sont venus m'examiner,
on m'a emmenée dans une autre salle.
J'ai été mise sous perfusion dans la nouvelle salle.
Le lendemain matin,
quatre de nos enfants malades ont été amenés pour me rejoindre.
Il y en a un qui avait douze ans, un autre quatre ans, un troisième deux ans.
Comme les enfants et moi venions du même endroit,

*les docteurs ont décidé de les installer dans la même salle que moi.
Tous ces enfants sont morts entre mes mains, un à un.
Si l'un mourait aujourd'hui, le lendemain, c'était le tour d'un autre.
Quand les enfants sont décédés,
ils ont amené au centre la fille de ma belle-sœur
avec qui j'avais été hospitalisée.
Elle était âgée de quatorze ans, elle a été amenée malade.
Trois jours après le décès des enfants, elle aussi est décédée.
Quand quelqu'un mourait, je partais appeler les docteurs pour venir voir.
Certains, avant de mourir, criaient d'un seul coup en m'appelant.
Quand ils m'appelaient,
j'allais à côté d'eux les accompagner dans leurs derniers instants,
je n'avais pas d'autres moyens.
Les docteurs m'avaient donné leur numéro,
quand quelqu'un mourait à n'importe quelle heure, je les appelais.
Quant à ceux qui m'insultaient et me taxaient de sorcellerie,
le Tout puissant leur a donné la maladie.
Alors que j'étais hospitalisée à Kindia, leur maman est tombée malade.
Ils n'ont pas voulu qu'elle aille à l'hôpital.
Ils l'ont cachée quelque part.
Lorsque mon mari venait demander : « Où est la vieille ? ».
Ils lui disaient qu'elle avait mal aux pieds.
Il suffisait que mon mari tourne le dos,
ils disaient alors : « Il est venu chercher celle-là aussi, pour qu'on la tue ».
Leur maman est restée là-bas avec eux jusqu'à ce qu'elle rende l'âme.
Ils ont lavé leur maman, mon Dieu !
Ils ne savaient pas qu'elle avait Ebola.
Ils sont allés chercher un véhicule pour l'inhumer, en catimini.
Après l'inhumation de leur maman, la maladie a commencé chez eux.
Dans la même famille,
trois jeunes filles dans la fleur de l'âge sont tombées malades en un seul coup.
J'étais, à ce moment, presque en état de convalescence au CTE.
On les a emmenées, elles sont venues m'y trouver.
Quand elles venaient, elles s'agenouillaient pour me demander pardon.
Elles me disaient :
« Verse de l'eau sur ma tête, je vais mourir, verse de l'eau sur ma tête ».
Moi aussi je prenais de l'eau et je la versais sur leur tête.
Et si une autre me demandait de lui donner de l'eau à boire, je la lui donnais.
Elles ont donc fini par comprendre que je n'ai mangé personne,
au contraire c'est une maladie qui sévissait…*

APRÈS…

Après l'épreuve d'Ebola, je suis encore malade, mes pieds se gonflent.
Il y a du mieux maintenant, mais je suis toujours une femme malade.
Je ne vois toujours pas mes règles.
Quand j'étais à PostEboGui, l'autre jour, on m'a donné un médicament.
Quand je suis partie à la maison je l'ai utilisé,
j'ai vu mes règles quelques heures après.
Mais depuis je ne vois plus mes règles,
le médicament n'était pas assez suffisant non plus.
Moi, depuis que je suis tombée malade, je ne fais que souffrir.
Personne ne m'a donné même cent mille francs guinéens, je vous le jure.
Pour mon problème de cœur,
parfois mon mari part m'acheter des médicaments
d'une valeur de deux cent mille francs guinéens.
Il lui arrive qu'il lui manque de l'argent.
Je suis alors obligée parfois d'appeler ma famille
qui se trouve à la Forêt (Guinée Forestière),
je leur dis de m'envoyer un peu d'argent
pour pouvoir acheter des médicaments.
Moi, je souffre de douleurs au cœur,
mon ventre devient volumineux, mes pieds et mes coudes aussi.
Quand je suis assise comme cela, me lever c'est tout un problème,
mes yeux aussi me font mal, vous avez vu comment ils sont rouges.
Toutes ces maladies dont j'ai parlé sont apparues après Ebola.
Vous savez que j'ai vomi du sang ?
Au CTE de Kindia, j'avais vu les ravages que faisait la maladie.
J'étais donc inquiète.
J'ai alors dit : « oh mon Dieu !
Je partageais le lit avec mes enfants,
ont-ils par malheur attrapé la maladie ? ».
J'étais très inquiète de ça.
J'ai alors appelé par téléphone pour qu'on les emmène faire le diagnostic,
s'ils n'ont pas Ebola.
J'avais peur parce que c'est une maladie fatale pour les enfants.
Chez nous tous les enfants de moins de seize ans
qui ont été victimes d'Ebola sont morts.
Dieu merci, mes enfants n'ont pas été atteints par la maladie.
J'ai aussi appelé pour qu'on jette tous mes matelas, ce qui a été fait.
Je leur ai dit de tout jeter ou brûler,
parce que, disais-je, c'est une maladie atroce.

Tous mes habits ont été aspergés, quitte à tout perdre,
ce n'est rien, pourvu que mes enfants ne soient pas touchés par la maladie.
Nous sommes deux à avoir survécu,
un de mes beaux-frères qui a seize ans et moi.
Tous les autres qui étaient avec nous au CTE sont morts.
Durant l'épreuve de la maladie,
je pourrais dire que mes voisins et ma coépouse m'ont soutenue.
Mais au foyer mon repas a été mis de côté.
Je ne mangeais plus dans le même panier
avec les autres membres de la famille.
Ma coépouse n'a pas eu Ebola.
Quand elle a su que j'étais malade,
elle n'a plus voulu qu'on mange dans le même panier, ou au même endroit.
Quand elle préparait le repas,
elle laissait une part pour moi et mes deux enfants.
Cela a continué même après ma guérison d'Ebola.
Au début de ma maladie,
mon mari avait commencé de prendre ses distances avec moi.
Il n'est même pas venu me voir
à l'intérieur du véhicule qui devait m'emmener au CTE.
Il aurait pu au moins aller par exemple
devant la porte pour savoir ce qui se passait.
Alors qu'il avait suivi deux de ses sœurs pour les accompagner.
Quand la Croix-Rouge est venue les chercher,
mon mari avait pris sa moto pour les suivre.
Il est parti jusqu'à l'hôpital pour attendre
pour connaître le résultat de leur analyse.
Heureusement, elles ont été par la suite déclarées guéries d'Ebola.
Vous savez,
même s'il ne s'était pas embarqué dans le même véhicule que moi,
la manière dont il avait accompagné ses jeunes sœurs,
il aurait pu faire la même chose avec moi.
Quand j'étais dans la maladie,
je ne pourrais pas dire qu'il ne se faisait pas de souci pour moi.
Mais il avait peur de moi.
Quand je venais chez lui, par exemple, il me criait : « Va chez toi, va chez toi ».
Aujourd'hui, je ne peux dire que c'est parce qu'il ne m'aime pas.
Si je mourais, ç'aurait été sans aucun effet,
ce sont mes enfants qui auraient perdu.
Je connais un homme, nous étions avec sa femme au CTE.
Son mari l'avait suivie jusqu'au CTE.

Elle ne voulait pas prendre des médicaments de peur, selon elle, qu'on la tue.
Son mari est parti dire de lui donner le médicament,
on lui a remis le médicament, il l'a avalé devant sa femme.
Cette dernière a pris ensuite le médicament.

Avant la maladie, j'étais vendeuse.
Mon travail consistait à acheter du poisson séché
pour aller le vendre à la Forêt.
Les allers-retours entre la Forêt n'est pas à la portée de tout le monde,
si on n'a pas un bon capital solide.
Je pouvais acheter parfois de la marchandise
pour une valeur de huit ou neuf millions.
Je l'envoyais par la suite à Macenta pour la vendre,
mais quand je suis tombée malade j'ai tout perdu.
J'avais aussi acheté la noix de cajou
d'une valeur de trois cent cinquante mille francs.
C'était cent cinquante kilos de noix de cajou
mis dans un grand sachet en plastique.
Je devais les vendre dans ma ville.
En mon absence, mes enfants, âgés de douze à treize ans,
ont ouvert les sachets et ne les ont pas fermés convenablement.
Et ensuite les insectes s'y sont introduits.
Mon seul souci actuel est que nous sommes malades,
nous n'avons pas de moyens.
Ce qui m'a fatiguée, ce sont les marchandises que j'ai perdues,
par exemple mon cajou.
Si les enfants n'avaient pas été imprudents,
j'aurais pu le vendre jusqu'à maintenant.
C'est moi qui leur avais demandé de l'ouvrir
et d'en vendre un peu pour qu'ils puissent aller à l'école.
Actuellement, je suis obligée d'appeler mes frères pour me venir en aide.
J'ai notamment un frère qui est à Macenta,
il est chauffeur, c'est lui qui m'envoie de l'argent,
entre cent cinquante mille et deux cent mille.
Mon mari, bien que le chef de quartier, ne travaille pas, c'est un cultivateur.
Il n'a pas pu travailler l'année dernière.
La maladie est venue lors des travaux champêtres et tout a été perdu.
Quand j'aurai retrouvé la santé,
c'est seulement le commerce que je vais exercer.
Je ne pourrai plus supporter les travaux champêtres.
Le commerce, je peux encore le faire,

mais pour les travaux champêtres, mon corps n'a plus la force.
Par exemple, si je marche sur un kilomètre,
quand je m'arrête, mes deux pieds me font mal.
Avant cette maladie, je n'avais rien du tout de ce que je viens d'évoquer.
Je faisais mon commerce et mes affaires tranquillement.
Le matin, je ne restais pas à la maison.
À la saison des pluies,
je faisais le potager et des pépinières derrière notre concession.

Depuis que j'ai retrouvé ma santé après Ebola,
je n'ai eu qu'un seul rapport sexuel avec mon mari.
Par la suite, j'ai décidé d'arrêter.
J'ai dit à mon mari que je ne suis pas tout à fait en bonne santé.
Quand je lui ai dit cela, il a appelé les docteurs pour leur poser la question.
Ils lui ont dit que s'il pouvait attendre jusqu'à six mois, ce serait mieux.
Les six mois n'ont pas encore expiré depuis ma guérison et ma sortie du CTE.

ESSAI VACCINAL CONTRE LA MALADIE EBOLA ET ÉTHIQUE DE LA RECHERCHE

Mariama évoque la vaccination contre Ebola. Elle mentionne sa défiance, la crainte exprimée par ses voisins qu'il s'agisse d'un moyen d'inoculer la maladie, leur volonté d'y échapper ; et pour elle l'obligation de cette vaccination imposée par son mari.

Les rumeurs affirmant que le vaccin contre Ebola est destiné à transmettre ou provoquer la maladie ont émergé dans le croisement particulièrement fécond des rumeurs conspirationnistes autour de l'origine de la maladie Ebola et de celles concernant les vaccins. Si les rumeurs concernant Ebola sont récentes, celles concernant les vaccinations dans leur ensemble ont une longue histoire.

L'acceptation ou le rejet des vaccins par les populations ont été très variables selon les lieux et les époques. La défiance envers les vaccinations est aussi ancienne que toutes les tentatives visant à les généraliser en les imposant, quels que soient les époques, les pays ou les maladies (MOULIN, 2016). En Afrique, les rumeurs péjoratives sur les vaccinations trouvent leurs origines dans le passé colonial et les obligations vaccinales d'alors ; elles sont interprétées de nos jours dans les rapports de domination mondiaux des pays riches à l'égard des pauvres. Dans une perspective de santé publique, la défiance à l'égard des vaccins est aujourd'hui considérée « comme un problème qui se pose à l'échelle mondiale » (OMS, 2015) ; divers travaux en sciences sociales ont décrit en les contextualisant les multiples causes et expressions du rejet des vaccinations par les populations (STREEFLAND *et al.*, 1999). Au Nigéria, le refus de vaccination contre la polio dans le nord du pays dans les années 2000 a été associé à des rumeurs sur la propagation du VIH, à la stérilisation des jeunes femmes musulmanes, à l'incompatibilité avec des traitements traditionnels, aux décès d'enfants lors d'un essai clinique conduit par l'industriel Pfizer en 1996 à l'occasion d'une épidémie de méningite, à des conflits sociaux et politiques locaux, etc. (GHINAI *et al.*, 2013).

En 2018, il était prévisible que des rumeurs sur les vaccins Ebola se propagent dés les premières publications concernant son élaboration, relayées par la presse et amplifiées par les médias électroniques. L'annonce du démarrage de l'essai clinique sur le vaccin Ebola fut donc minutieusement préparée avec la presse locale afin de favoriser son acceptation et de limiter la propagation des rumeurs, suivant en cela les expériences acquises dans d'autres contextes (JARRETT *et al.*, 2015).

Les propos de Mariama sur les conditions de sa vaccination interrogent sur les modalités de mise en œuvre de cette recherche en Guinée. Au moment où Mariama et ses proches ont été vaccinés, en juin 2015, cette vaccination était réalisée dans le cadre d'une recherche vaccinale. Cette recherche avait précisément pour objectif de tester l'efficacité, en contexte épidémique, de l'un des premiers vaccins disponibles (HENAO-RESTREPO, *et al.*, 2017). Le caractère expérimental de cette vaccination semble avoir totalement échappé à Mariama. Elle affirme en effet que les agents de santé ont dit « qu'après avoir été vaccinés nous n'allions pas avoir Ebola » et elle précise qu'elle ne souhaitait pas être vaccinée, mais y a été obligée par son mari. Les principes éthiques cardinaux de toute recherche médicale sont le « consentement éclairé » et la « participation volontaire » à la recherche, tous deux se fondant sur une parfaite compréhension des objectifs et méthodes de la recherche, et sur la distinction entre activité de recherche et activité de soins ou de prévention de routine

(ASSOCIATION MÉDICALE MONDIALE, 2013). Or, les propos de Mariama suggèrent que la vaccination lui fut présentée comme une protection absolue contre la maladie — ou bien qu'elle n'a pas entendu ou compris qu'il existait une part d'incertitude sur l'efficacité de ce vaccin —. Défaut d'information ou défaut de compréhension, on ne peut considérer que Mariama fut correctement informée. Le principe d'une participation volontaire à la recherche médicale se trouve également mis à mal puisqu'elle affirme avoir accepté la vaccination contre son gré, sur l'ordre de son mari ; elle témoigne ainsi d'un consentement contraint.

Au delà du cas particulier de cet essai vaccinal, les propos de Mariama constituent un témoignage supplémentaire sur la difficulté d'informer les participants à une recherche et d'obtenir un consentement qui exprime le libre choix de l'individu. Les anthropologues ont documenté depuis plusieurs années les conditions de l'application des normes éthiques dites « universelles », en tant que normes sociologiquement et culturellement définies, et les indispensables ajustement aux contextes sociaux et culturels (MASSE, 2003). L'épidémie à virus Ebola a conduit à un renouvellement de la réflexion éthique dans le cadre de la mobilisation internationale de la recherche en lien avec le contexte d'urgence et l'absence de traitement efficace (CEI-CCDE, 2015 ; OMS, 2018). La compréhension par les populations des principes des recherches médicales demeure un thème majeur de recherche en anthropologie qui doit accompagner tout projet de recherche.

BALAKHISSA

Mon mari a dit :
je suis le seul docteur dans tout le quartier

CONTEXTE

La difficulté à circonscrire les foyers épidémiques en Guinée et en Sierra-Leone, de part et d'autre de leur frontière commune, conduit les Présidents des deux pays, le 5 juin 2015, à déclarer « une situation d'urgence sanitaire renforcée » jusqu'au 30 juin 2015 pour les localités situées dans les préfectures de Forécariah en Guinée et de Kambia en Sierra Léone. Cette déclaration est assortie d'une liste de mesures drastiques telles la fermeture de toutes les structures de soins qui n'appliquent pas les mesures de prévention, ou bien la poursuite des guérisseurs ou des responsables religieux qui n'appliqueraient pas les mesures édictées, et celle des personnes qui cachent des malades ou déplacent un corps au titre de « la mise en danger de la vie d'autrui ». Dans le même temps, une « campagne de recherche active » est réalisée dans la préfecture de Dubréka du 7 au 10 juin 2015. Sur l'ensemble du mois de juin, le nombre de nouveaux cas semble se stabiliser entre dix et vingt nouveaux cas par semaine. L'activité dans les centres de prise en charge décroit, Le centre de traitement de Donka a réduit sa capacité à quinze places, le centre de traitement des soignants à cinq places. Pendant le mois de juin, trois professionnels de santé ont été contaminés, deux sont décédés. Sur les trois derniers mois, l'épidémie semble avoir été contenue mais les efforts ne parviennent pas encore à l'éteindre. La faible acceptabilité des mesures sanitaires par la population est encore considérée comme la difficulté majeure par les responsables de la lutte contre l'épidémie.

Balakhissa est une voisine de Mariama (cf. *supra* le récit de MARIAMA), elles et leur famille ont été atteintes par la maladie au même moment. Balakhissa a été hospitalisée dans le centre de traitement de Kindia ; son mari, médecin, a été contaminé, il est décédé. Son témoignage a été recueilli cinq mois après sa sortie du centre de traitement.

...AVANT

J'ai trente-cinq ans.
Mon père, Harouna, décédé depuis longtemps, était cultivateur.

Ma maman est encore en vie.
J'ai six sœurs.

J'ai eu au total quatre enfants.
Seuls deux sont en vie, une fille et un garçon,
âgés respectivement de vingt ans et de dix ans.
Ma fille aînée s'est déjà mariée, le benjamin est à l'école.
J'ai aussi à charge un enfant d'une sœur.

J'ai été touchée par cette maladie au mois de juin 2015, à travers mon mari.
Mon mari était médecin contractuel au centre de santé de Feremousso,
de la préfecture de Boké.
C'était un djolfo [1] *dont les ancêtres s'étaient établis dans la ville de Kubrata.*
Benjamin de sa famille, tous ses frères sont morts.

Mon futur mari m'a vue pour la première fois lors d'un séjour chez ma tante,
dans la ville de Kamsar, quand j'avais quinze ans.
Il a dit qu'il voulait m'épouser.
Ma tante a informé mon père qui vivait encore.
La famille a accepté sa demande.
C'est ainsi que nous nous sommes mariés.
C'était le premier homme que j'ai connu dans ma vie intime.

Mon mari venait de divorcer avec sa première femme quand nous nous sommes mariés.
Il l'avait épousée quand il avait vingt ans.

---

1. Sobriquet pour désigner un Sénégalais qui s'est établi en Guinée.

Quelques années après notre mariage, il a épousé les deux veuves de l'un de ses grands frères.
Elles sont restées dans leur foyer.
J'étais la seule à habiter avec lui dans la même concession.
Décédé à l'âge de cinquante ans, mon mari était très proche de moi.

PENDANT

Le fils de l'une de nos voisines, venu malade de Kamsar,
a passé quelques jours dans notre ville, à Kubrata.
Sa maman s'est occupée de lui et l'a aidé pour son traitement.
Le jeune homme a finalement retrouvé la santé.
Quelques jours plus tard, sa maman est tombée malade à son tour.
Son mari est venu la chercher pour la soigner au village.
La maladie finira par avoir raison d'elle.
Quand elle est décédée, nous ne savions pas que c'était d'Ebola.
Nous les voisins, nous sommes partis pour les funérailles pleurer chez elle.
Après la cérémonie, les enfants de la famille sont tombés malades.
Envoyés à l'hôpital,
les médecins leur ont prescrit des médicaments et des piqûres.
De retour, même tard la nuit, les voisins frappaient à notre porte
pour que mon mari leur administre des piqûres.
J'ai dit à mon mari :
« On parle actuellement de l'apparition d'une nouvelle maladie,
nous ne devons pas traiter ces malades ».
Je lui ai demandé de dire aux voisins d'envoyer leurs enfants malades
là où ils avaient commencé le traitement.
Mais il m'a répondu :
« Non, nous ne devons pas agir de la sorte, c'est une question de voisinage.
Je ne peux pas leur refuser un service.
Je suis le seul docteur dans tout le quartier ».
C'est ainsi qu'il y a eu contact entre mon mari et les malades.
Et tout le monde sait qu'Ebola est une maladie qui se transmet par contact.
Sans le savoir, j'ai été moi aussi infectée par la maladie.
Quelques jours après, le corps de mon mari est devenu chaud.
Il souffrait aussi de maux de tête.
Il m'a dit : « Je souffre de maux de tête, mon corps est chaud. J'ai froid ».
Je lui ai dit : « Alors il faut aller à l'hôpital pour savoir ce qui ne va pas,
et connaître le genre de maladie dont tu souffres ».
Il est parti dans la foulée à l'hôpital où il a subi des tests.
On lui a prescrit des médicaments.

Il les a pris durant quelques jours, mais sans aucune amélioration de son état.
Quand les gens de son hôpital ont compris que mon mari était malade,
ils l'ont prié de rester à la maison.
Durant les trois jours qu'il a passé à la maison,
je lavais mon mari et le mettais sur le lit.
Quand son corps devenait chaud,
je mettais de l'eau dans une grande bassine
et je l'installais à l'intérieur pour le laver.
J'ai continué comme ça
jusqu'à l'arrivée des agents de santé dans notre quartier.
Venus dans le cadre du suivi de cette maladie,
ils sont allés voir notre chef de quartier.
C'était un lundi, le lendemain, le mardi, ils sont venus chez nous.
Le chef de quartier nous a dit d'aller nous faire vacciner le jour suivant.
Moi j'ai dit :
« Je ne vais pas me faire vacciner, parce que je ne suis pas malade ».
Comme j'ai refusé, il a demandé à mon mari de venir se faire vacciner.
Il est parti.
Ils ont dit à mon mari de revenir me chercher
pour que nous nous fassions tous vacciner.
J'ai encore dit que je ne voulais pas me faire vacciner.
Ils ont dit : « Nous ne t'obligerons pas, c'est comme tu voudras ».
J'ai alors dit : « En tout cas, je ne voudrai pas de cette vaccination ».
Quant à mon mari, il a été vacciné,
mais sans aucun effet positif sur son état de santé.
Au troisième jour de la maladie, un vendredi,
notre chef de quartier a fini par appeler la Croix-Rouge
qui a emmené mon mari dans un camp à Conakry, le lendemain.
Même s'il ne souffrait pas de vomissements ni de diarrhée,
il était déjà affaibli par la maladie.
Je pense que si mon mari avait été envoyé directement à Kindia,
comme ce fut mon cas, il aurait été sauvé.
Le retard pris pour son évacuation au CTE lui a été fatal.
Je suis restée à la maison.
Le lendemain, le samedi, j'ai eu brusquement froid.
Mon corps était chaud.
J'ai alors dit : « Oh mon corps est devenu chaud !
C'était comme cela que le corps de mon mari chauffait ».

Je ne souffrais pour autant ni de diarrhée ni de vomissements.

*Une amie intime a appelé son beau-frère
qui travaille à l'hôpital de Donka pour le prévenir de ma maladie.
Ce médecin m'a appelé le même jour et m'a demandé :
« Qu'est ce qui se passe ? »
Je lui ai dit que mon corps était chaud.
Il m'a dit : « Acceptez d'appeler la Croix-Rouge ».
J'ai dit : « Non, quand même je n'irai pas là-bas ».
J'ai même ajouté : « Je n'irai jamais là-bas ».
Alors il a appelé l'un de ses amis
et il lui a demandé d'envoyer une ambulance pour me chercher.
L'ambulance est donc venue me chercher et m'a emmené au CTE de Kindia.
Le jour où je suis arrivée à Kindia, un dimanche,
c'était le jour où mon mari est décédé à 22 h.*

Au final, il n'y est resté que deux jours !

*Au CTE, la souffrance était intense.
Déshydratée, je n'étais pas consciente de ce qui se passait autour de moi.
Je souffrais de la fièvre, de maux de tête et de manque d'appétit.
Finalement j'y suis restée trois semaines.*

*Pendant mon séjour au CTE,
mes jeunes enfants ont été abandonnés à eux-mêmes dans le quartier.*

*Une des pièces de notre maison
était occupée par un hôte de mon défunt mari.
Le problème d'Ebola l'a trouvé ici.
Alors que tout le monde avait fui les lieux, lui est resté.
Il aurait pu prendre son sac et quitter les lieux.
C'est pourquoi il est maintenant dans la concession comme si c'était chez lui.
Parce que, si vous faites face à une telle épreuve,
la personne qui reste auprès de vous, c'est quelqu'un d'important pour vous.
Ceux qui ont fui sont revenus après.*

Après…

*Aujourd'hui, je peux dire, Alhamdoulilah, que j'ai retrouvé ma santé.
Mais quand je marche sous le soleil,
je sens les effets de la maladie sur mon corps.
Quand je fais la cuisine, je m'approche du feu, et cela m'affecte aussi.
Nous sommes tous aujourd'hui sans activité.
Quand les gens de Dieu ont pitié de nous, ils nous font la charité.
Je me confie à Allah, si je gagne mon repas du jour, je mange.*

Si je ne gagne pas, je reste comme ça.
Parfois mon gendre,
le mari de ma fille qui travaille dans une société minière, m'aide.
Mais, des fois, on a honte de tendre tout le temps la main à son gendre.
Déjà, vous lui avez donné une responsabilité,
il s'occupe de votre fille, il ne faut pas en ajouter de plus.

Ce que gagnait mon mari dans ses activités n'était pas assez.
C'est pourquoi j'avais mes propres activités commerciales à côté.
Je pouvais gagner sept cent mille francs guinéens de bénéfice en un mois.
Je n'ai pas pu mettre de l'argent de côté en prévision des jours difficiles.
Je ne pouvais pas le faire, mon mari n'avait pas de moyens.
Il avait en charge sa famille, et moi j'avais aussi la mienne.
Ma maman qui est très âgée,
c'est moi qui lui envoie de l'argent pour ses dépenses.
Ses autres filles n'ont pas eu la chance que j'ai eue.
De plus, elles habitent toutes à la campagne.
Tant que je pouvais poursuivre mes petites activités commerciales,
j'aidais mon mari et ma maman.
Ma fille, avant qu'elle se marie, était étudiante,
c'est moi qui lui payais ses frais de scolarité.
Je faisais le petit commerce de koussou (noix de cajou)
mais Ebola a tout anéanti.
J'avais cinq sacs de noix de cajou.
Quand les agents de santé ont aspergé la concession avec l'eau de Javel,
tout a été détruit.
Les enfants n'ont pas eu le temps de les mettre de côté.
J'avais aussi beaucoup de poulets et des poules pondeuses.
Après l'aspersion de la concession, tous les poulets sont morts.
Nous avons vraiment subi des dégâts dans notre ville.
Je ne suis pas pour autant la seule,
tout le monde ici a subi les mêmes dommages.
Les agriculteurs, par exemple, n'ont pas cultivé la terre.
Le marchand a perdu ses marchandises, etc.

En tant que veuve d'un médecin victime d'Ebola,
j'avais droit à une indemnité de quatre-vingt-sept millions de francs guinéens.
Très discrètement,
les grands enfants de mon défunt mari ont fait les démarches ici, à Conakry.
Moi, j'étais en période de veuvage.
Je ne savais pas qu'il y avait quelque chose qui se tramait ailleurs.
Ils ont pris l'argent, ils l'ont partagé à leur convenance.

*En ce qui concerne celle qui a des enfants à charge,
celle qui est la veuve, qui était dans le foyer,
qui s'était occupée de son mari malade jusqu'à sa mort,
qui a été infectée par Ebola à travers son mari,
elle a été reléguée au second rang.
Aucun d'eux n'est venu me rendre visite après l'épreuve de la maladie.
Ils ne se préoccupent ni de mon sort ni de celui de mon fils.
Ils ont pris l'argent et l'ont bouffé alors que moi je croupis dans la misère.
Sans oublier que je suis toujours un peu malade,
je ne suis plus apte à faire des travaux difficiles.
Dans cet état, comment pourrais-je nourrir mes enfants ?
Comment subvenir à mes besoins et à ceux de mes enfants ?
Comment les soutenir pour qu'ils puissent étudier ?
Cela me préoccupe beaucoup.*

*L'argent qu'on m'a donné, douze millions cinq cents francs guinéens,
a servi à payer des dettes de mon mari.
Si je me portais bien,
j'aurais pu me débrouiller pour gagner le repas quotidien de mes enfants,
puisque leur papa n'est plus en vie.
Ceux des enfants de mon mari qui auraient pu m'aider ne vont pas le faire,
parce qu'ils n'ont même pas pris soin de leur papa
quand il est tombé malade.*

*Aujourd'hui, c'est l'avenir de mes enfants qui me préoccupe.
Mon deuxième souci est comment rester dans le foyer de mon mari.
Mon mari était inquiet que la concession
où je suis actuellement ne soit fermée.
Ses grands enfants veulent m'en chasser.
Pourtant j'ai un enfant qui n'a pas encore grandi.
Ils oublient que ce n'est pas leur papa qui a construit la concession,
mais plutôt son grand frère décédé.
C'est d'ailleurs une des épouses de ce dernier,
Nenefatou, qui veut que je reste dans la maison.
Si la concession était pour mon mari,
ses grands enfants m'auraient déjà chassée !*

L'INDEMNISATION DES FAMILLES DE PROFESSIONNELS DE SANTÉ DÉCÉDÉS

Le mari de Balakhissa était médecin ; il a été emporté par la maladie Ebola contractée à l'occasion de son activité professionnelle. En Guinée, prés de deux cents agents de santé ont été contaminés, parmi eux une centaine sont décédés [2].

En Guinée, comme dans les pays voisins, la crainte d'une contagion accidentelle a subitement inquiété l'ensemble des agents de santé à l'annonce de l'épidémie. La peur d'être en contact avec un malade d'Ebola à leur insu a conduit certains soignants à abandonner leur poste de travail, parfois à la demande de leur entourage familial. Ces abandons de poste ont été considérés par les autorités sanitaires comme une menace grave sur la continuité du service médical public, pas seulement pour la prise en charge des malades d'Ebola, mais pour l'ensemble des besoins de santé de la population.

En complément des mesures mises en place pour renforcer la protection des professionnels de santé (formations, fourniture d'équipements de protection), deux mesures d'incitations financières ont été proposées [3]. La première a consisté au versement d'une prime accordée à l'ensemble du personnel de santé « en contact avec des malades » dans les établissements publics, sous la forme d'un complément de salaire d'un montant de 75 % du salaire de base, versé en trois fois. Cette prime étant accordée sur la base d'une activité salariée formelle, les nombreux « stagiaires et bénévoles » qui travaillent habituellement dans les structures sanitaires publiques et privées n'en ont pas bénéficié. La deuxième incitation consistait au versement d'une indemnité de décès destinée aux ayants-droits (conjoints, enfants) des professionnels de santé décédés du fait de la maladie Ebola, quel que soit leur statut professionnel (contractuel, ou pas [donc y compris bénévoles et stagiaires]) et leur lieu d'exercice (privé ou public). Le montant fixe de cette indemnité était de

---

2. Au total, selon l'OMS, 881 agents de santé ont été contaminés et 513 sont décédés, principalement dans les trois pays (Libéria, Sierra-Léone et Guinée). WHO (2016-b).
3. Ce dispositif financier a été soutenu par l'Association internationale de développement (IDA)/Banque mondiale, il a été mise en place également au Liberia et en Sierra-Léone.

10 000 USD (quatre-vingt-sept millions de francs guinéens). Selon la qualification de l'agent, et donc le niveau de son salaire, cette indemnité représentait entre quatre et quatorze années de salaire. Le versement de l'indemnité passait par une procédure nécessitant divers documents visant à garantir la recevabilité de la demande et la légitimité juridique des ayant-droits.

En tant que veuve de médecin, Balakhissa a donc bien obtenu l'indemnité liée au décès de son mari. Mais son récit révèle qu'elle a été tenue à l'écart d'une partie des démarches et que les modalités de répartition de cette indemnité au sein de la famille l'ont dépossédée d'une part importante de la somme. La répartition de cette indemnité est à rapprocher des règles concernant l'héritage par les veuves des biens de leur mari. En Guinée, ces règles sont complexes car elles diffèrent selon le droit auquel elles font référence (Code civil dans sa version de 2016, droit coutumier, droit islamique) [DOUMBOUYA, 2008]. Les modalités de répartition suivent des logiques dépendantes du statut social des personnes concernées et des relations préexistantes entre les membres de la famille. La concurrence entre les femmes dans les ménages polygames, le statut de veuve sans enfant, la subordination des veuves aux frères du mari défunt, peuvent conduire à des répartitions parfois très défavorables pour les veuves.

Des situations comparables à celles de Balakhissa ont été rapportées par d'autres bénéficiaires à propos de la répartition de l'indemnité de décès. Au regard des disponibilités monétaires habituelles dans les familles, le montant de l'indemnité est apparu comme une somme considérable soulevant des difficultés de gestion à défaut de susciter des convoitises. Il n'est finalement pas certain que cette indemnité ait pu toujours protéger les ayant-droits de la pauvreté liée au décès de leur proche. L'usage final de cette indemnité, son impact individuel et familial sur le devenir des personnes, mériteraient d'être étudiés précisément. D'autres modalités de versement pourraient être discutées avec les bénéficiaires (par exemple, des versements mensuels, des aides en nature, la gratuité de certains services publics, etc.) offrant une meilleure garantie de soutien dans le long terme en particulier pour les veuves, les enfants.

Les questions soulevées par l'indemnité de décès ne sont pas seulement économiques, mais aussi morales et politiques. En 2014, il n'existait pas en Guinée de dispositif fonctionnel d'assurance professionnelle ou de reconnaissance et indemnisation des maladies professionnelles ou des accidents de travail pour les agents de santé. L'octroi d'une indemnisation en cas de décès constituait donc la seule garantie d'un soutien financier essentiel pour les familles des agents de santé. L'annonce de sa création a pu rassurer les agents de santé et leurs proches sur l'existence d'un secours par rapport à une perte de revenu en cas de décès.

Au-delà de l'aide matérielle, cette indemnité de décès versée par l'État traduit une forme de reconnaissance de sa responsabilité ; elle attire l'attention sur les expressions de gratitude de la collectivité nationale à l'égard de ses professionnels de santé. L'indemnité de décès représente un dédommagement du préjudice subi par l'individu et sa famille, elle constitue une forme de « réparation du malheur » (BARBOT & DODIER, 2015). Mais cette réparation n'est pas seulement matérielle, elle est aussi psychologique et sociale, individuelle et collective. Une abondante littérature sociologique a montré que dans les situations de catastrophes (naturelles, industrielles ou militaires) les réparations financières sont considérées comme le moyen le plus direct d'assurer la réadaptation des victimes et la reconstruction sociale (OTTENDÖRFER, 2014). L'action et l'engagement des professionnels de santé dans la lutte contre l'épidémie d'Ebola en Guinée furent salués dans les discours des responsables politiques lors des cérémonies marquant la déclaration de fin de l'épidémie, mais la mémoire de la centaine d'entre eux qui sont décédés ne fut pas évoquée. Seule l'association des personnes guéries tient ce rôle [4].

Au décours de l'épidémie, les responsables nationaux de lutte contre Ebola ne se sont pas investis dans cette activité mémorielle alors qu'elle pourrait être considérée comme une composante de la réhabilitation du système sanitaire. En effet, celle-ci, dans le contexte post-Ebola, ne peut être seulement matérielle, elle devrait s'intéresser également aux points de vue des acteurs sociaux. Indépendamment de tout jugement moral, la célébration de la mémoire des professionnels de santé décédés à cause d'Ebola est à considérer comme une forme de réhabilitation du corps social des agents de

4. APEGUAEG (Association des personnes guéries et affectées d'Ebola en Guinée).

santé. Les témoignages de reconnaissance de l'État envers ses agents de santé permettraient de renforcer les liens et la confiance entre les acteurs de santé, l'État et la population.

Savoir ce qu'ont pensé les différents membres des familles de l'indemnisation du décès de leur parent, connaître les perceptions de la réparation du préjudice dans les familles serait utile pour définir des dispositions plus adaptées au contexte social dans le cadre de la préparation aux épidémies.

Kegnin

Pour la première fois de ma vie, j'ai été emprisonnée

Contexte

Pendant le mois de juin 2015, sur l'ensemble du pays, la tendance épidémique est stable ; il a encore été enregistré de onze à dix-neuf nouveaux cas par semaine. Ces malades sont localisés dans les préfectures de Boké, Dubréka, Conakry et Forécariah. Les rapports épidémiologiques mentionnent que l'objectif de visiter quotidiennement la totalité des personnes qui ont été en contact avec une personne malade (le suivi des contacts) n'est pas encore atteint ; cette surveillance concerne encore environ 2 000 personnes, dont un peu de plus de 1 600 pour la seule préfecture de Forécariah.

Des articles de presse appellent régulièrement à la compassion envers les personnes guéries et rapporte les gestes de soutien aux personnes guéries ou à l'État : le Japon offre 400 tonnes de riz à travers le Pam, le Brésil 900, etc. La reprise des activités économiques post-épidémie mobilise les acteurs politiques : la Banque africaine de développement annonce 300 millions de dollars pour soutenir la relance économique dans les trois pays les plus touchés, et les ministres des finances des pays membres de l'union du fleuve Mano se concertent pour l'adoption d'une stratégie commune de mobilisation des ressources.

L'histoire de Kegnin débute dans la préfecture de Boké ; elle est confrontée à la maladie Ebola alors qu'elle est venue assister aux funérailles de sa sœur, à la fin du mois de juin 2015. Elle tombe malade quelques temps plus tard, et est hospitalisée dans le centre de traitement de Kindia. Son témoignage a été recueilli cinq mois après sa sortie du centre de traitement.

…AVANT

J'ai quarante-six ans.
Je viens de la préfecture de Boké, dans le quartier Saretta.
Je suis mariée sans coépouse.
Mon mari avait sept ans de plus que moi.
Mon mari était fonctionnaire dans la préfecture de Télémilé.
Il est décédé à l'âge de cinquante-deux ans.
Ma maman, aujourd'hui décédée, n'a eu que des filles.
Nous sommes au total huit filles de même mère même père.
Je suis la septième fille de ma maman et sa préférée.
Parmi les filles de ma maman, je fais partie de celles qui ont eu un mari riche.
J'ai sept enfants.
Je n'ai pas été à l'école.
Mon papa n'a pas accepté.
Il disait qu'une fille ne doit pas étudier.
Aujourd'hui, je le regrette.
Si j'avais les moyens, je commencerais maintenant la première année.
Contrairement à moi, tous mes enfants ont été scolarisés.
Deux d'entre eux sont entrés à l'Université.
Une qui a son diplôme en informatique.
Le second devrait terminer cette année.
Une de mes sœurs possède des embarcations de pêche
qu'elle loue au port de Kamsar.
Il y a aussi une qui travaille dans des travaux champêtres.
J'en ai une autre dont le mari a construit pour elle
un immeuble de plusieurs étages.
Une encore qui travaille à Yibotou, dans la préfecture de Boké.
D'autres sont décédées.

Dans le passé, on ne laissait pas les filles grandir.
Elles se mariaient dès l'âge de quatorze ou quinze ans.
Moi, je me suis mariée à quinze ans.
La maman de mon mari est la petite sœur,
même mère même père, de mon père.

Une fois ses études terminées, mon futur mari a demandé ma main.
Mon père lui a répondu de me demander si j'étais d'accord.
Mon mari m'a demandé, je lui ai dit que je l'aimais.
Nous nous sommes mariés.
Notre fille aînée est aujourd'hui grande.
Mon mari souffrait de problème de rein.
C'est ce qu'on nous a dit à l'hôpital.
Dieu merci, nous avions eu nos enfants très tôt, les uns après les autres.
Ils étaient sevrés à l'âge de un an, ou un an trois mois.
Je retombais ensuite enceinte.
C'est comme ça que j'ai eu mes sept enfants.
Il y avait un grand amour entre nous.
Quand il est tombé malade, j'ai tout abandonné pour être à son chevet.
Pendant six ans, je ne l'ai jamais quitté.
Je le portais même parfois sur mon dos.
Il était grand et géant.
Avant qu'il ne quitte notre monde, notre dernier-né était avec moi.
Il a commencé l'école primaire cette année 2016.

Ma maman souffrait des douleurs de pied.
Comme elle était malade, je l'ai emmenée voir un docteur.
Il lui a fait une radio des pieds.
Il m'a alors dit : « Il ne faut pas accepter que votre maman reste assise.
N'importe quel travail qu'elle pourrait faire en étant debout,
laissez-la le faire. Elle se rétablira pourvu qu'elle ne reste pas assise.
Dans le cas contraire, vous serez obligée de la porter tout le temps ».
Je suis revenue avec ma maman à la maison.
Mon mari l'a gardée auprès de nous.
À l'époque, on ne parlait même pas d'Ebola.
Quelques semaines après, mon mari est décédé.
Ma jeune sœur a alors pris en charge ma mère et l'a emmenée à Kubrata.

Pendant

En 2015, ma petite sœur est tombée malade.
Elle est partie à l'hôpital.
Les docteurs lui ont donné trois comprimés.
Elle en a pris deux.
À ce moment, elle a commencé à souffrir de diarrhée jusqu'à sa mort.
Quelques jours après, sa fille est décédée.
Au marché,

j'avais acheté pour quinze millions de francs guinéens de poisson à revendre.
Mais les gens n'achetaient pas.
Ils ne venaient plus vers moi...
Je ne savais pas encore que déjà l'esprit de ma sœur me hantait
et se répercutait sur mes activités.
Quand j'ai appris le décès de ma petite sœur,
j'ai confié ma marchandise à une amie
et je me suis précipitée à Kubrata pour les funérailles.
J'ai trouvé ma maman en pleurs.
Elle disait : « Comment vais-je faire, celle qui s'occupait de moi est morte.
Il vaut mieux que je meure moi aussi ».
Je lui ai demandé de se calmer et d'arrêter de pleurer.
Au quinzième jour du décès de ma sœur,
le corps de ma mère est devenu légèrement chaud.
Elle ne supportait plus la douleur au pied et n'arrêtait pas de pleurer.
Alors qu'elle était sur son lit de mort,
elle pleurait dès qu'on disait que j'étais partie.
Quand je revenais, elle se calmait, malgré la douleur.
Dès qu'on m'a obligée à quitter là où elle était, elle est décédée.
Le même jour, son petit-fils, qui se plaignait de fatigue, est décédé.
Ma maman n'a pas eu de diarrhée ni de vomissement,
elle n'a rien eu de tout ça.
Que Dieu ait l'âme de ma maman.
La nuit de son décès, j'ai mis son cadavre dans une voiture pour notre village.
J'ai agi ainsi parce qu'après le décès de ma petite sœur et ses enfants,
personne ne les approchait plus, ni ne venait chez eux.
Tous les voisins avaient fui.
Même si nous préparions le manger ou si nous saluions les gens,
personne ne nous répondait.
Je pourrais répéter mes propos même devant les habitants de cette contrée.
Dans cette ambiance, si ma mère meurt dans les mêmes lieux,
à qui pourrais-je présenter son cadavre ?
C'est pourquoi j'ai décidé d'emmener son corps là où elle a été mariée.
Où elle a eu ses huit enfants.
Je pensais que, là-bas, les gens en voyant son corps,
peut-être ne fuiraient pas.

Une fois sur place, les voisins ont alerté les docteurs,
les autorités et la Croix-Rouge.
Ils estimaient qu'en déplaçant le cadavre de ma maman
d'un village à un autre, j'ai contribué à la diffusion de la maladie.

Le lendemain des funérailles de ma maman,
les militaires sont venus nous arrêter.
Moi, une petite sœur et ma grande sœur,
nous avons été arrêtées et conduites en prison.
Nous sommes restées vingt-quatre heures en garde à vue.
De 16 heures au lendemain 16 heures.
Pour la première fois de ma vie,
j'ai été emprisonnée, de surcroît pendant le Ramadan.
Nous n'avons pas coupé [arrêté] notre jeûne pour autant.
Après la garde à vue, nous avons été envoyées au CTE de Kindia,
sous prétexte que nous étions infectées par Ebola.

En venant au CTE de Kindia, mon nom était déjà sur toutes les lèvres.
À peine je sortais de la voiture que les docteurs me demandaient :
« C'est vous Kegnin ? ».
Pendant mon séjour au CTE, un article dans le journal a parlé de moi.
Je ne lis pas, mais selon ce que m'ont dit les gens qui savent lire,
l'article disait que la raison de mon transfert au CTE
était de me punir de mes actes
et non parce que j'étais infectée par le virus Ebola.
On m'accusait d'avoir nié la réalité d'Ebola,
que j'avais dit que c'était un mensonge.
Ce qui n'était pas vrai.
On m'avait dit qu'une personne victime d'Ebola souffre de fièvre,
de vomissement, de diarrhée, de maux de tête,
et peut même vomir du sang.
Mais moi, je le jure, ma maman n'a pas souffert de ces symptômes.
Au CTE de Kindia, ils m'ont demandé
pourquoi j'avais décidé de déplacer le corps de ma maman.
Je leur ai expliqué la raison.
J'ai ajouté qu'Ebola était une réalité
puisqu'il avait causé la perte de ma petite sœur, de sa fille et de son petit-fils.
Mais ma maman souffrait de douleur de pied.
On m'a demandé quel médicament j'utilisais pour lui masser les pieds.
Je leur ai montré le flacon que j'utilisais.
Ils n'ont rien voulu comprendre.
Ils voulaient que je mente, pourtant le mensonge est proscrit par Dieu.
De nos jours, les gens ont fait du mensonge un moyen d'assurer leur avenir.
Je suis arrivée à Kindia en très bonne santé.
Je ne souffrais d'aucune maladie.
À mon arrivée, j'avais faim.

On m'a donné de la nourriture et de l'eau.
J'ai mangé et bu.
Deux jours plus tard, je suis tombée malade.
J'ai vomi et j'ai eu la diarrhée.
J'étais affaiblie à tel point que je pensais que j'allais mourir.
Quand le téléphone sonnait, je n'avais même pas la force de répondre.
Cela a continué durant une semaine.
Je jure sur le Saint Coran, c'est au CTE de Kindia que j'ai contracté Ebola.
Je suis restée entre les mains des docteurs de là-bas vingt-deux jours durant.
Après, on m'a dit que j'étais guérie.
On m'a laissée partir.

APRÈS…

Avant de mourir,
mon mari avait construit pour moi une grande maison à Télémilé.
C'est une concession composée de quatre chambres,
trois toilettes, magasins et annexes.
J'ai ainsi mis en location les annexes de la maison.
Mes affaires personnelles se trouvent dans la grande maison.
Je n'ai aucune famille là-bas.
À la différence de Conakry, la ville de Télémilé ressemble à une campagne.
Je ne vais pas vous mentir,
les loyers ne nous suffisent pas, mes enfants et moi.
Si je peux payer un sac de riz, deux cent vingt-cinq mille,
il ne me reste presque rien pour les condiments.
Aujourd'hui, je peux dire que j'ai retrouvé la santé.
Mais c'est aux docteurs de dire si j'ai encore un problème ou pas.
Si je disais aujourd'hui que j'ai une maladie, je mentirais.
Je ne souffre de rien actuellement, Dieu merci.
Sauf si la maladie était cachée dans mon corps à mon insu.

Avant, je partais acheter du poisson séché au port de Kamsar.
Je le revendais ensuite au grand marché de Kubrata.
Je faisais des bénéfices de un million cinq cent mille francs guinéens,
une fois déduits mes frais.
J'avais ainsi économisé dix-huit millions quand mon mari est tombé malade.
Pour m'occuper de lui, je me suis retirée de ce grand commerce.
Je n'allais plus que dans les petits marchés hebdomadaires.
J'ai dépensé tout l'argent que j'avais,
ce qui est normal puisque mon mari n'est plus là.

Grâce à Dieu,
le jeune frère de mon mari s'occupe des enfants qui vont à l'université.
Moi, je me charge des tout-petits.
J'aimerais relancer mon commerce d'avant,
mais j'ai peur de la stigmatisation.
Les gens n'hésiteront pas à dire :
« N'achetons pas ici, ce sont des gens infectés par Ebola ».
Le jeune frère de mon mari ne m'a proposé le mariage
qu'après mon rétablissement d'Ebola,
alors que mon veuvage durait depuis quatre ans.
Pourquoi a-t-il attendu durant tous ces temps ?
Craignait-il la réaction de ses autres femmes ?
En tout cas, une de ses deux épouses l'a menacé
de ne plus coucher avec lui s'il m'épousait.
Puisque je dégoutais cette femme,
j'ai décidé d'épouser le frère de mon mari, même si je ne l'aimais pas.
Notre mariage religieux a déjà eu lieu.
Il n'a pas encore été consommé.
Mon beau-frère a plus d'enfants que moi.
Sa première épouse lui a fait sept enfants.
La seconde, cinq.
Ce sont mes enfants qu'il va aider ou bien les siens ?
Ses enfants seront toujours sa priorité, même s'il aidait mes enfants.
Les vôtres et les nôtres sont deux choses différentes.

INCOMPRÉHENSIONS ET COERCITION DANS LA RÉPONSE À L'ÉPIDÉMIE

Le récit de Kegnin est exemplaire de la manière dont ont pu être vécues les mesures de santé publique par une grande partie de la population et par les acteurs de la riposte. On y retrouve les méprises et les incompréhensions qui ont conduit à des décisions interprétées comme des actes de *réticences** ou de coercition selon le point de vue des différents acteurs.

Kegnin réside dans une petite ville à environ 200 km de celle où habitent sa sœur et sa mère. Dès qu'elle apprend le décès de sa sœur, elle fait le voyage pour participer au deuil et rejoindre sa mère afin de s'occuper d'elle, comme le faisait sa sœur auparavant. La mère âgée souffre depuis plusieurs années de douleurs dans les pieds. D'après Kegnin, quinze jours après le premier décès, la vieille femme « a le corps chaud », ses douleurs aux pieds s'intensifient au point de la faire pleurer. Elle décède semble-t-il rapidement, sans avoir eu aucune des manifestations de la maladie Ebola telles que Kegnin les a apprises des messages d'information sanitaire (diarrhées, vomissements, saignements). Elle affirme savoir que sa sœur est décédée d'Ebola. Elle affirme aussi ne pas nier l'existence de cette maladie et se référer au contenu des messages d'information sanitaire pour reconnaître la cause du décès. Elle juge donc que sa mère n'est pas décédée d'Ebola.

Dans les jours suivant le décès de sa sœur, Kegnin a été confrontée à la méfiance et à l'isolement de la part des voisins. Or, habituellement les manifestations de soutien et de compassion sont constantes à l'occasion d'un deuil. En Guinée, elles mobilisent toujours un grand nombre de personnes et se traduisent par une foule de visiteurs venant témoigner de leur souvenir du défunt et de leur aide pour les proches. La présentation des condoléances à domicile est l'occasion d'un véritable cérémonial, entouré de prières et de participations financières. L'ampleur du cérémonial traduit la position sociale de la famille tout autant que l'estime et le respect accordés au défunt. L'expression de ce respect est l'un des devoirs fondamentaux des enfants à l'égard de leur parent. Aussi, l'anticipation d'un isolement total après le décès de sa mère était inacceptable pour Kegnin.

Forte de la certitude que la maladie n'était pas liée à Ebola, Kegnin décide de se soustraire à l'obligation de déclarer le décès aux services sanitaires, et organise le transport immédiat du corps de sa mère vers son village natal. Elle parvient aussi à faire procéder à l'inhumation dans le village, en dehors des procédures de sécurisation qui étaient alors obligatoires pour l'ensemble des décès sur la totalité du territoire. Transport et enterrement ont nécessité la coopération de plusieurs personnes, dans plusieurs lieux, qui ont donc adhéré aux interprétations de Kegnin. Qu'elles aient agi par loyauté envers la défunte et sa famille, par déni de la maladie, contestation de l'ordre public ou encore par intérêt économique car il est possible que Kegnin ait monnayé certains services, il est très peu probable que ces personnes n'aient pas eu connaissance des interdictions en vigueur. De fait, des voisins au village vont prévenir les autorités, mais l'équipe sanitaire va arriver le lendemain de l'enterrement. Finalement, le signalement aux autorités aura permis au villageois de prouver leur respect de la loi, après que l'inhumation ait permis le respect de la défunte.

L'histoire de Kegnin survient précisément au moment où les autorités sanitaires nationales renforcent les dispositifs de contrôle et l'usage de la force publique pour veiller au respect des mesures sanitaires. Kegnin et sa sœur sont donc emprisonnées pour avoir enfreint les consignes.

Kegnin ne cesse d'affirmer que cet emprisonnement fut injuste, elle refuse l'accusation d'avoir transporté le corps d'une personne décédée d'Ebola ainsi que cela a été affirmé, y compris dans la presse. Bien plus, elle considère que son transfert dans le centre de traitement Ebola était une forme de sanction, puisqu'elle y est arrivée en bonne santé et n'a été malade que deux jours plus tard. Elle attribue sa contamination à la consommation des boissons et aliments qui lui ont été donnés, reprenant à son compte l'une des rumeurs sur la transmission volontaire par les équipes médicales dans les centres de traitement.

En Guinée, comme dans tous les autres pays, et pendant toute la durée de l'épidémie, les acteurs de santé publique ont été confrontés aux limites de leur capacité à faire accepter les consignes sanitaires par la population. Insuffisamment ou mal expliquées, ces consignes ont été perçues comme des injonctions arbitraires parfois humiliantes, ou comme les décisions d'un pouvoir politique oppressif sans lien direct avec la maladie (FRIBAULT, 2015 ; WILKINSON & FAIRHEAD, 2017).

Du point de vue des acteurs de santé publique, l'acceptation et l'application par la population des mesures et dispositifs sanitaires sont prioritaires. Dès lors que ces mesures supposent des changements de comportements individuels ou collectifs, elles comportent toujours une dimension obligatoire, potentiellement coercitive pour les individus qui ne reconnaissent pas leur bien-fondé.

Les études anthropologiques conduites à l'occasion des épidémies précédentes ont alerté sur les limites et les risques de pratiques coercitives dans l'application des mesures de santé publique. Les pratiques coercitives peuvent constituer une atteinte aux droits des personnes et alimenter les réactions collectives de contestations parfois violentes jusqu'à rendre impossible le travail des équipes sanitaires. L'usage de la force publique est toujours considéré abusif par la population.

Aussi, le défi principal tient à ce que les mesures apparemment coercitives, ou comprises comme telles dans un premier temps, puissent être suffisamment adaptées et accompagnées de moyens d'aides collatérales pour pouvoir être acceptées. Cela suppose de la part des acteurs de santé publique de s'appuyer sur des approches contextualisées et compréhensives de l'impact sur la population des prescriptions sanitaires. C'est l'un des rôles et apports attendus des anthropologues impliqués dans la lutte contre l'épidémie.

LA FIN DE L'ÉPIDÉMIE

Thierno Youla SYLLA & Bernard TAVERNE

À partir de juillet 2015, les nouveaux cas de maladie Ebola sont limités à Conakry et à la préfecture de Forécariah. Sont alors mises en œuvre des méthodes dites de « cerclage » et « ratissage » pour intensifier l'identification et la surveillance des « personnes-contacts ». Le cerclage, et sa variante urbaine de micro-cerclage, consistait à la restriction de déplacement des personnes en leur imposant un maintien à domicile pendant vingt-et-un jours, associé à la fourniture de services médicaux, de nourriture, de divers produits de subsistance et d'un pécule journalier. Le « ratissage », appliqué en zone rurale, consistait en une recherche active de cas de maladie et de tous les décès dans un périmètre de cinq à dix kilomètres autour des localités objets d'un cerclage. À ces modalités de surveillance était également associée la vaccination de toutes les « personnes-contacts » dans le cadre de l'essai vaccinal [1]. Ces activités ont nécessité la mobilisation d'un personnel nombreux. Ces dispositifs extrêmement contraignants ont suscité de nouvelles formes de résistance (refus passifs de participation, fuites, transmissions de fausses informations), liées à la fois à la peur de la maladie et à la crainte de la force publique. À la fin juillet 2015, Il y a eu encore quarante-six nouveaux cas avec vingt-deux décès enregistrés pour

1. Le 24 juillet 2015, les résultats intermédiaires de l'essai vaccinal apportent la confirmation de l'efficacité préventive de la vaccination. Avec l'aval de l'OMS, les autorités nationales modifient le protocole afin que la vaccination soit proposée précocement à toutes les personnes-contacts. Dès lors la vaccination sera systématiquement proposée à l'entourage de toutes les personnes nouvellement malades ; en janvier 2016 elle sera étendue dans l'ensemble du pays à toutes les personnes en contact avec une personne guérie d'Ebola.

l'ensemble du pays ; les deux-tiers des cas ont été identifiés dans la préfecture de Conakry.

Alors que l'épidémie décroit, les responsables politiques poursuivent leurs tractations sur la « relance économique post-Ebola ». Les visites diplomatiques se renforcent — Chine, États-Unis d'Amérique, France, Japon, Russie, etc. — qui anticipent la reprise des échanges économiques et divers grands travaux d'investissement. Une évaluation de l'impact de l'épidémie évoque une baisse importante du taux de croissance pour 2014 et une croissance probablement nulle pour 2015. Une conférence organisée à New York en juillet 2015, sous l'égide des Nations unies, réunit les chefs d'État des trois pays, afin de préparer « la mobilisation financière des pays partenaires ». Dans le même temps, la presse mentionne un nouveau soutien financier pour la Guinée de quinze millions de dollars de la part de la Banque mondiale, qui viennent « en complément des 103 millions de dollars versés pour soutenir le plan d'urgence de riposte ». Ces projets de relance et ces financements ne semblent pas encore avoir d'impact sur la vie quotidienne des personnes guéries. Le soutien à leur égard se manifeste par quelques activités visant à réduire la discrimination dont ils sont l'objet. L'Unicef, en collaboration avec une ONG américaine, développe un programme de sensibilisation dans vingt-cinq préfectures visant « à renforcer les solidarités familiales et [...] la réintégration des personnes guéries ». Ce programme associe la diffusion de messages TV et radio, des concours de chants et de danses, des causeries, des projections d'un film, la publication d'articles de presse présentant des témoignages visant à susciter la compassion des lecteurs.

Pour l'ensemble du pays, le nombre total des nouveaux cas diminue à onze en août 2015. Les autorités sanitaires appellent à ne pas relâcher la vigilance et les activités de formation sont maintenues. Ainsi, 600 policiers sont formés aux enterrements dignes et sécurisés. Septembre et octobre 2015 voient encore sept puis six nouveaux cas, avec deux décès chaque mois. Les trois derniers malades venaient de la préfecture de Forécariah, la dernière personne est déclarée guérie le 16 novembre 2015 ; c'est une fille nouveau-née dont la mère est décédée.

L'histoire de l'épidémie n'est cependant pas encore close : démarre une période de « surveillance active » de quarante-deux jours (deux fois la durée maximale d'incubation de la maladie) avant que puisse être déclaré « l'arrêt de la transmission humaine » du virus, puis une période supplémentaire de quatre-vingt-dix jours, avant la « déclaration de fin de l'épidémie ». L'OMS a déclaré la Guinée « libre d'Ebola » le 29 décembre 2015. À cette occasion, un grand concert est offert par le chef de l'État — nouvellement ré-élu en octobre 2015 — sur l'esplanade du Palais du peuple, auquel participent des stars de Guinée et de plusieurs pays d'Afrique de l'Ouest. L'année 2016 s'ouvre sur une période de trois mois de « surveillance renforcée ». En effet, il est redouté l'apparition d'une résurgence de l'épidémie, comme cela a été observé dans les mois précédents au Libéria et en Sierra Léone. Ces résurgences ont été attribuées à la mobilité des « personnes-contacts » qui échappent à la surveillance médicale et ne permettent pas un diagnostic précoce de la maladie, et à des transmissions sexuelles liées à la persistance de virus dans le sperme. À l'occasion de cette épidémie il a été observé la persistance de virus dans le sperme jusqu'à 565 jours après guérison, heureusement dans de très rares cas (SUBTIL *et al.*, 2017). À travers les différents médias, les acteurs de la lutte contre Ebola enjoignent donc la population à rester vigilante (ANOKO, 2016).

Le 17 mars 2016, soit une dizaine de jours avant l'échéance de la période devant conduire à la déclaration de fin d'épidémie, cinq cas sont de nouveau signalés dans la préfecture de N'Zérékoré. Suite à l'expérience des mois précédents, un imposant dispositif de prise en charge et de surveillance des personnes contacts est déployé, avec le cantonnement des équipes de surveillance à proximité des quatre villages objets d'un « cerclage ». Cette résurgence est à l'origine de dix cas, dont huit sont décédés ; 1 033 personnes sont mises en surveillance, et, pour une femme qui a tenté de se soustraire à la surveillance, s'engage une véritable course poursuite de quelques jours avec repérage de ses déplacements par le suivi de son téléphone portable, contacts avec les services de sécurité du Mali à cause d'une suspicion de traversée de la frontière vers ce pays, avant qu'elle ne soit finalement retrouvée et arrêtée par la gendarmerie en Guinée. Dans la suite, trois cas confirmés, signalés début avril 2016 à Monrovia au Libéria (il s'agissait d'un adulte et de deux enfants qui avaient voyagé de Macenta à Monrovia), mettent en évidence une fois de plus le risque de ré-émergence de l'épidémie lié au déplacement des personnes. Cette résurgence n'a pas empêché l'OMS de lever « l'urgence de santé publique de portée internationale liée à Ebola en Afrique de l'Ouest », le 29 mars 2016.

Cette résurgence a contraint la Guinée à reprendre à partir du début le décompte des quarante-deux jours de la période de « surveillance active ». Pour la Coordination nationale de lutte contre Ebola, la détection précoce des résurgences « autour des personnes guéries » représente dès lors la préoccupation principale. En effet, la longue persistance du virus dans certains liquides corporels, pour un nombre inconnu de personnes guéries, laisse craindre la survenue de nouvelles flambées épidémiques. Un nouveau dispositif est instauré, nommé « surveillance active en ceinture autour des sortis guéris (SA-Ceint) ». Cette stratégie implique un grand nombre de personnes guéries qui sont associées au processus ; elles doivent signaler à des agents de santé tout événement pathologique survenant dans leur entourage. Ce dispositif vise aussi à identifier tous les hommes, âgés de plus 15 ans, présentant du virus dans le sperme (un examen du sperme a donc été réalisé pour chacun d'eux) et à vacciner toutes les « personnes-contacts des survivants excrétant du virus ». Cette stratégie a concerné l'ensemble du pays, à travers vingt-six districts sanitaires.

La fin de toute transmission interhumaine du virus Ebola en Guinée a été annoncé le 1er juin 2016 ; la fin de l'épidémie, le 29 août 2016. L'épidémie est bien terminée, mais il faudra encore longtemps avant que soient reconnues ses diverses conséquences.

POSTFACE

Anne Marie MOULIN *

Le programme PostEboGui a été instauré courant 2015, au moment de la récession de l'épidémie. Il avait pour objectif d'explorer les séquelles, tant physiologiques que sociales et économiques, des survivants d'Ebola et de leur porter aide, y compris en les informant des ressources dégagées à leur intention. Thierno Youla SYLLA et Bernard TAVERNE restituent ici les témoignages de quinze femmes considérées comme « guéries », et leurs difficultés à rebâtir leur vie sur le petit théâtre de leur existence. Ce texte devrait devenir un classique, à propos d'une épidémie qui a déjà laissé une trace dans la musique (DAVE, 2014) et le roman (CONSTANT, 2016 ; VARDIN, 2016 ; TADJIO, 2017 ; CONSTANT & BARROUX, 2018 ; GRUSON, 2018).

À bien des égards, oui, un texte classique, bien que situé dans la Guinée du XXIe siècle. Les narrations d'Ebola redisent ici le drame de toutes les épidémies, à commencer par le célèbre récit de la « Peste d'Athènes », dû à l'historien grec THUCYDIDE, au cinquième siècle avant Jésus-Christ (THUCYDIDE, 1966). L'épidémie « fatigue » terriblement les gens, comme disent les Guinéens, elle distord les relations familiales et sociales et bouleverse les règles ordinaires de la politesse et de la solidarité, les liens de l'amour et de l'amitié. Il y a bien sûr des héros tranquilles comme le médecin évoqué par sa veuve, qui n'abandonne ni ses patients ni ses proches, mais beaucoup s'enfuient ou mentent à propos de leurs déplacements. C'est le temps d'une grande souffrance physique et morale liée aux ravages de la maladie : elle s'exprime ici par la voix de ces

* Philosophe, médecin, directrice de recherche émérite au CNRS (UMR Sphère [Science, Philosophie, Histoire]).

femmes qui ont perdu sous leurs yeux la plus grande partie de leur famille. L'épidémie reste le fléau par excellence, avec la guerre qu'elle accompagne souvent, et Ebola a mené au XXIe siècle une danse macabre associant ethnies, classes sociales, musulmans, chrétiens et animistes en suscitant la même angoisse profonde que la Peste d'Athènes [1] ou la Peste noire en Occident au XIVe siècle (DELUMEAU, 1979) ou le choléra plus près de nous.

À la différence du texte de THUCYDIDE et de ses émules, ce sont les malades qui racontent ici ce qu'ils ont vécu. Les malades au féminin, de par un choix délibéré des éditeurs. Parce qu'elles sont rarement sur le devant de la scène alors que c'est à elles que revient traditionnellement le soin des malades à domicile.

Ce en quoi l'épidémie d'Ebola en Afrique de l'Ouest diffère de tant d'autres dans le passé, c'est qu'elle est survenue à l'Âge de la médecine moderne, et l'annonce la plus déroutante pour tout le monde a été celle, au début des événements en 2014, de l'absence de vaccins et de traitements spécifiques. Cet aveu, s'il a stimulé la recherche pharmaceutique internationale, a en revanche alimenté la panique tant dans les trois pays africains touchés que dans le reste du continent et dans l'ensemble de la planète.

En cet Âge moderne, une autre singularité est que se sont manifestés en Guinée non seulement le désespoir des populations, mais aussi leur invincible méfiance des hôpitaux et des traitements occidentaux ; des mesures sanitaires, entraînant un refus de l'hospitalisation, de la désinfection et de l'isolement, ont conduit à des violences dont les plus graves ont été largement médiatisées (Womey, 16 septembre 2014) ; elles ont été très nombreuses et associées à des saccages de centres de santé et de chantiers de leur construction. La terreur de l'hôpital, des perfusions et des médicaments ressort des témoignages des survivantes à qui leurs proches prédisaient un sort funeste aux mains des professionnels. Elle interroge d'autant plus qu'on vivait beaucoup sur la notion que les populations africaines raffolent de la seringue (SCHNEIDER, 2013) et des grands docteurs à la SCHWEITZER [2] et se précipitent quand un bateau comme le *Mercy*

1. Qui n'était probablement pas une peste, au sens bactériologique.
2. Pour un examen de tous ces mythes, EMANE (2013).

Ship, spécialisé dans la chirurgie, vient accoster dans les capitales du continent [3].

Ce qu'on n'avait jamais entendu jusqu'ici de la bouche des malades, c'est la terreur qui les a saisies à l'évocation de l'hôpital, comme dans les *thriller*s, quand le sauveteur se révèle être l'assassin, le médecin en blouse blanche le tortionnaire qui va extraire le cœur, vider le sang, prélever les organes : un cauchemar qu'on croyait bon pour les scénarios de science-fiction et qui associe la crainte récurrente de la sorcellerie cachée à celles des techniques modernes de réanimation. Ce refus se situe dans un pays où l'anthropologue de la Guinée forestière Denise PAULME, en 1952, parlait de « l'anxiété dans laquelle s'écoule une vie en apparence insouciante » (PAULME, 1952). Il faudra encore approfondir la part, dans cette Grande Peur [4], du contexte politique (MCGOVERN, 2012), de la méfiance à l'égard des Blancs et de l'État, de la crainte des innovations, et comprendre pourquoi la modernité médicale a été redoutée au point que, sans rapport apparent avec de mauvaises expériences, on ne pouvait lui opposer qu'une invincible dérobade. Il s'agissait de vivre et même de mourir sans donner prise sur soi à la médecine moderne, comme on pouvait prétendre ignorer la présence des colons au fond des villages dans les années 1930 [5].

Mais laissant à d'autres le soin de revenir sur cette grande peur et ses causes profondes, je voudrais inscrire les récits de survie qui donnent leur nom à l'ouvrage, dans un domaine nouveau de la littérature historique et anthropologique. Conçu à chaud peu de temps après la fin officielle de l'épidémie d'Ebola en Guinée en 2016, l'ouvrage soulève une foule de questions biologiques, sociologiques et culturelles, longtemps ignorées ou même taboues, sur la possibilité de la guérison et la compréhension de la vie comme survie.

---

3. Bateau affrété par une ONG suisse, proposant des interventions chirurgicales accessibles dans les pays africains.
4. On parle couramment de la Grande Peur liée aux événements de la Révolution française (LEFEBVRE, 1932).
5. Sur la dénégation au fond des villages de la présence des colons dans le pays, YATTARA & SALVAING (2000).

UN CHAMP NOUVEAU, LE MONDE DE LA SURVIE

Les éditeurs ont hésité sur le titre du livre qui devait d'abord s'appeler *Les Guéries*. Ce changement indique le choix d'un champ de recherche en plein essor. Les catastrophes n'ont jamais manqué au cours de l'Histoire, mais la survie marquait un point final. Ces dernières années, la survie, ses causes et ses conséquences, son vécu, ont interpellé les chercheurs, aussi bien en sciences biologiques qu'en sciences humaines et sociales.

Pendant longtemps, la survie avait paradoxalement fermé la bouche de ceux qui avaient réchappé à un traumatisme majeur comme la guerre, à propos des difficultés du retour à la normale. Ce fut par exemple le cas des survivants de la première guerre mondiale (où des tirailleurs guinéens étaient présents : MOULIN, *à paraître*), s'expliquant par le fait qu'il s'agissait non pas de victimes mais de héros. Les survivants de la Grande Guerre ont été acclamés comme tels au cours du grand défilé de la Victoire sur les Champs-Élysées en 1918, il y a un siècle. Face aux tristesses de la mort en masse, leur sort paraissait lumineux.

Il y a eu de fortes réticences à la reconnaissance des troubles psychiatriques. Elles se sont manifestées dès les années de guerre vis-à-vis des anomalies de comportement et de caractère des soldats pendant les permissions, vues essentiellement comme une stratégie plus ou moins consciente de désertion (BECKER, 2000). La guerre étant une terrible mangeuse d'hommes, il fallait persuader les « guéris » d'« y retourner » : des affiches de propagande présentent l'hôpital comme le lieu de recyclage des combattants, indispensable vu la fonte des troupes [6]. La détection des troubles psychiatriques assimilés à une simulation utilisait des méthodes brutales pour « électriser » les hommes, confrontés à leur secret désir de fuir le champ de bataille.

Après 1918, en l'absence de pathologie organique caractérisée, les troubles psychiatriques n'ont pas davantage été pris en charge médicalement voire tout simplement identifiés. Un romancier de l'entre

6. La bataille de la Somme en juillet 1916 (voir le film *The Trench*, « La tranchée », de William BOYD, 1999) fit en une journée près de 100 000 morts. À ce rythme là, on ne pouvait tenir longtemps...

deux guerres, Roger VERCEL, leur a consacré deux romans *Capitaine Conan* et *Léna*, dont le premier obtint le prix Goncourt en 1934. *Capitaine Conan* a été mis en scène par l'excellent film de Bertrand TAVERNIER en 1996. C'est l'histoire d'un commandant de corps franc (unité indépendante spécialisée dans les coups de main). Conan, démobilisé, ne cesse de revivre la période grisante où il était, à la tête de ses hommes, au-dessus des lois. Il sombre dans l'alcoolisme dans un bar de sa Bretagne natale. TAVERNIER aurait pu mettre en scène un autre roman de VERCEL, *Léna*, situé sur le front d'Orient, en Bulgarie. Un officier aristocrate, pris d'un raptus, viole une jeune médecin macédonienne dont il est amoureux et qui l'aime, et de honte la tue. Tous ces comportements témoignent de la profondeur des bouleversements intérieurs qui rendent la survie impossible, tant il y a perte de sens lors du retour à la vie « normale ». Les historiens Stéphane AUDOIN-ROUZEAU et Annette BECKER (2013) ont restitué à partir des documents disponibles les mutations psychiques des semblables du Capitaine Conan. Après l'armistice, les anciens soldats continuent à percevoir l'univers suivant *l'habitus* d'un métier leur collant à la peau. Un survivant décrit comment il déchiffre tout paysage comme un lieu d'embuscade : un creux de terrain, un monticule, voilà comment il va disposer ses hommes et surprendre l'ennemi, l'exterminer et s'évanouir sans attendre [7].

Depuis quelques années, il est admis que la survie peut s'accompagner d'une décompensation, y compris chez des personnes dépourvues de passé psychotique ou névrotique. Le syndrome post-traumatique a été reconnu en 1980 par le manuel américain DSM (*Diagnostic and Statistical Manual of Mental Disorders*), qui fait autorité, et en 1992 dans la Classification internationale des maladies adoptée par l'OMS. Les urgentistes ont mis l'accent sur les effets durables des traumatismes collectifs chez les individus, à prévenir par des soins précoces et spécifiques. À l'occasion des attaques terroristes, des cellules de prise en charge des survivants ont vu le jour. L'ONG internationale Médecins du Monde s'est fait une spécialité de l'encadrement et du suivi des individus et des familles

7. Témoignage d'un survivant, lors d'un discours officiel pour sa légion d'honneur, cité par Antoine PROST, *in* AUDOIN-ROUZEAU & BECKER 2013 : p. 149.

après les catastrophes. La réponse des sociétés pour assister les survivants et les réintégrer en leur sein est évidemment éminemment inégale dans un monde où les conflits ne manquent pas.

La situation tant matérielle que psychologique des survivantes d'Ebola les inscrit dans cette longue histoire de la prise de conscience des troubles liés au fait même de survivre, qui est loin de refermer une simple parenthèse dans le cours normal des choses.

POURQUOI ONT-ILS (OU ELLES) SURVÉCU ?

La survie comme phénomène exceptionnel reste à bien des égards mystérieuse. La question est commune à toutes les formes de survie, au décours d'une catastrophe naturelle : déluge, tsunami, tremblement de terre, éruption volcanique, avalanche, tempête… ou liée à l'incurie humaine : rupture de barrage ou de pont, collision ferroviaire, incendie… Ajoutons les guerres civiles ou étrangères avec leurs millions de morts. Dans toute cette noirceur [8], la survie de quelques-uns représente une énigme qui intrigue et finalement alarme.

Evidemment la survie peut être attribuée au courage indomptable d'individus exceptionnels : à SAINT-EXUPÉRY, venu le récupérer dans un village argentin, « ce que j'ai fait, aucune bête au monde ne l'aurait jamais fait », déclare le pilote Henri GUILLAUMET, rescapé de la Cordillère des Andes en 1930 (SAINT EXUPÉRY, 1939). Les techniques de survie font d'ailleurs l'objet d'une véritable formation chez les spécialistes de l'intervention en situation de catastrophe, susceptibles d'être emmurés, enterrés, oubliés dans des culs de basse fosse ou incarcérés dans des ruines : il s'agit d'un apprentissage systématique de l'économie des forces et de la nourriture et d'un renforcement du moi. En fait, les prisonniers, de longue date, ont pratiqué ces techniques. Henri CURIEL, militant du parti communiste égyptien, ayant passé plusieurs années en prison entre 1942 et 1950, expliquait comment dès le début d'une détention, il s'organise : ne pas perdre les repères dans le temps, se maintenir en forme physique, identifier les codétenus et entrer en communication avec

8. Sur le noir comme matière de l'art contemporain, Laurent FABIUS (2010).

eux, observer les geôliers et se pénétrer de leur psychologie (PERRAULT, 2006).

Mais de façon plus générale, au milieu des malheurs collectifs, pourquoi tel individu a-t-il survécu ? La « chance » du survivant est-elle en rapport avec la solidité de sa psyché, un désir de vivre invinciblement chevillé au corps, comme celui de GUILLAUMET s'interdisant de céder à la tentation du dernier sommeil dans la neige ? Est-elle passée par des comportements inavouables : fuite sans se préoccuper du sort de ses compagnons, usage de la force brute ? On sait par exemple que la majorité des victimes de l'incendie du Bazar de la Charité à Paris en 1897 ont été des femmes : pour s'échapper de l'immeuble en flammes par la lourde porte à tourniquet, comme le notait un journaliste dans la *Revue Mame*, les cannes des hommes, accessoire à la mode en ce temps-là, étaient entrées en danse…

La survie ne décèlerait-t-elle pas une trahison qu'il faut oublier et pardonner ? À propos de la tragédie du paquebot *Titanic* en 1912, (je revois dans les vieilles *Semaines de Suzette* de mon enfance l'image des canots au milieu des icebergs sur l'océan), petit à petit s'est fait jour une affreuse vérité : si le capitaine a sombré comme il se doit debout sur le pont, tandis que l'orchestre jouait *Plus près de toi, mon Dieu*, ce sont quasi exclusivement les passagers de première classe (c'était la croisière des millionnaires), qui ont été sauvés. Le film à succès *Le naufrage du Titanic* de 1997 montre une grille interdisant la remontée des passagers des soutes vers les canots de sauvetage sur les ponts supérieurs. Filmée à travers la montée des eaux dans le navire qui s'enfonce, cette découverte de l'inégalité des classes sociales devant la catastrophe a scandalisé les publics.

À partir de quel moment les survivants ont-ils pu être vus comme des privilégiés abusifs plutôt que chanceux, et une controverse a-t-elle commencé ?

Au sujet des camps de déportation, pour rompre le silence, il a fallu presque une génération. Le documentaire d'Alain RESNAIS *Nuit et Brouillard* en 1956 sur le génocide qui ne s'appelait pas encore la Shoah, à travers des montagnes de lunettes et de cheveux évoquait sobrement les victimes et non les survivants. La survie avait d'abord fait tomber une chape de silence. Après la deuxième guerre, les survivant(e)s des camps, d'un commun accord, ont été célébré(e)s sans s'étendre sur le détail des circonstances. Ils étaient souvent désireux de se soustraire à la curiosité malsaine du public. Je me souviens d'avoir entendu la ministre Simone VEIL mentionnant sa révolte devant les questions indiscrètes de journalistes voyeurs et son refus de décrire les perversions des geôliers et geôlières des camps. Nous savons par elle et par sa codétenue à Auschwitz Marceline LORIDAN-IVENS (2018), que l'attendrissement d'une kapo sur sa jeunesse : « tu es trop belle pour mourir », a peut-être été décisif en lui valant un transfert dans un centre moins dur et un délai à l'extermination.

L'enquête de Michael POLLAK (1990) dans les années 1980 sur les survivantes des camps avait de quoi choquer : l'anthropologue s'efforçait de déjouer les stratégies de discrétion et de dignité opposées par les femmes qu'il interviewait. Il m'a expliqué en 1984 à Berlin comment il prolongeait sciemment la durée des entretiens pour faire craquer les défenses de ses interlocutrices : elles finissaient par lâcher prise et s'effondraient, comme remontaient les souvenirs obsédants conjurés pendant tant d'années, livrés à leur corps défendant. Le livre de POLLAK révélait chez les déportées un art de la survie passant par l'observation minutieuse des comportements des bourreaux et l'exploitation de leurs faiblesses. Le pari incroyable de la survie dans un monde hiérarchisé à la fois absurde et rationnel devenait une préoccupation de tous les instants et pouvait passer par des compromis avec les kapos et les SS.

Dans le livre de POLLAK, on apprend que « musulmans » désignait dans les camps les déportés trop affaiblis qui ne manifestaient plus de volonté de survie, comme s'ils s'abandonnaient à la volonté de Dieu (POLLAK, 1990) : or le salut ne pouvait venir que d'eux-mêmes. Ce terme était utilisé pour parler métaphoriquement de ceux qui se résignaient à leur sort, sans référence à la religion des intéressés : on retrouve ici un écho de la vision coloniale du « mektoub » comme acceptation passive du destin. Dans l'islam concret, en fait on assiste plutôt à une dialectique entre l'admission que toute survie dépend de la volonté de Dieu, sans qui rien n'arrive sur terre, et l'impératif du *djihad* dit majeur, compris comme l'effort sa vie durant de travailler sur soi et pour le bien d'autrui.

En Guinée où la population est majoritairement musulmane sunnite, les autorités religieuses ne s'en sont pas tenues à une attitude fataliste. L'islam encourage la recherche (par exemple pour les traitements et les vaccins contemporains) en se référant aux *hadiths* ou

Dits du Prophète : « il n'y a pas de maladie sans remède » ; la science est à poursuivre « du berceau à la tombe » et « jusqu'en Chine » (MOULIN, 2016). La médecine est prestigieuse : « il y a deux sciences, celle de l'âme et celle du corps », etc. Le médecin est un *hakim*, à la fois un savant et un sage. Selon certains musulmans guinéens rencontrés à Paris [9], au moment de la conversion de la région, l'islam, en faisant appel à une divinité omnisciente et omnipotente, aurait dû mettre un terme aux pratiques superstitieuses (HAMES, 2007) et à l'invocation de la sorcellerie pour expliquer les décès, mais est-ce un point de vue majoritaire dans le pays ? Si les autorités religieuses ont été enrôlées par l'État guinéen qui manifeste officiellement un grand respect à leur égard, il est probable que, face à l'épidémie, puisant dans les hadiths et la jurisprudence du *fiqh* [10], les imams déploient une gamme d'attitudes, où la survie peut s'expliquer aussi bien par le zèle de la Riposte organisée que par le *qadar* ou décret de Dieu. La survie peut aussi renvoyer à un pacte inavoué avec les djinns dont l'existence est attestée dans le Coran, ou même avec le Diable, Cheytan.

La survie à l'épidémie peut ainsi faire l'objet d'une suspicion. Pourquoi cette inégalité devant l'attaque virale ? Au début de l'épidémie, la communication sur Ebola a véhiculé la notion d'une maladie sans traitement ni vaccin, tout en recommandant une prise en charge à l'hôpital et plus tard dans les centres de traitement pour Ebola. Dans la mesure où on mourait beaucoup à l'hôpital, la survie de certains, au lieu d'encourager les malades à y chercher secours, a redoublé l'incompréhension et la peur.

ENTRE VIE ET MORT, LA SURVIE

Les survivantes sont aussi des revenantes. L'état de survie, dès lors qu'on s'y appesantit, relève d'un statut problématique qui touche aux relations entre la vie et la mort. La mort est un constat universellement admis, auquel les philosophies et les religions ont apporté divers commentaires destinés à assagir la souffrance et l'angoisse.

9. Interview par A. M. MOULIN d'un migrant guinéen, IK, à Paris, août 2018.
10. BALDE & SALVAING, 2008, apporte quelques éléments à cet égard : il s'agit d'un savant peul né en 1923.

Les mourants font l'objet d'une attention particulière et de nombreux tabous car si la mort est « destruction du tout », elle n'est pourtant pas « destruction de tout » (THOMAS, 1968) : « Ceux qui sont morts ne sont jamais partis » (DIOP, 1960).

L'approche de la mort fait entrer le malade dans la proximité de l'au-delà, au contact avec les puissances surnaturelles, surtout si on postule, comme le fait Louis-Vincent THOMAS dans *La mort africaine* (1982), que les mondes des vivants et des morts manifestent une vraie porosité, à la différence de l'Occident qui, selon lui, imperméabiliserait la frontière. On n'en sort pas indemne, et l'on peut acquérir un savoir étrange mobilisable contre ses congénères. Le thème des zombies, morts vivants tourmentant leurs congénères, émerge dans le vaudou qui vient d'Afrique.

L'opposition entre l'Occident et l'Afrique décrite par Louis-Vincent THOMAS dans *La mort africaine* est cependant à nuancer. Dans beaucoup de mythologies, chez les Grecs anciens par exemple, les derniers instants, quand l'esprit commence comme on dit à battre la campagne, sont tenus pour un moment privilégié d'entrée en communication avec les ancêtres et les esprits (CHUVIN, 1992). Le moment où la personne oscille entre la vie et la mort est un moment mal défini qui a particulièrement captivé l'intérêt des hommes de science : ils épient les instants où la respiration devient irrégulière, le cœur se ralentit, le souffle s'arrête, pour déchiffrer les œuvres de la Nature... Même les médecins du XXe siècle éprouvent le besoin de prendre un repère pour situer l'instant où la membrane entre la vie et la mort se déchire, en fermant les yeux du malade, marquant ainsi l'irréversible (HOMAN, 2006). Avec le développement des techniques modernes de réanimation cardiaque et respiratoire, la datation de la mort est devenue encore plus incertaine (MOULIN, 1995). Le prélèvement des organes sur des corps en survie a fait l'objet d'intenses débats autour de la définition légale de la mort : en Israël comme au Japon, la définition impose l'arrêt cardiaque, alors qu'aux États-Unis d'Amérique et en Europe, l'accent est mis sur l'activité cérébrale et neuronale. Après l'adoption des critères dits de Harvard en 1968, la transplantation du cœur prend son essor. L'anthropologue Marie-Christine POUCHELLE (2010) a décrit l'angoisse du personnel de la transplantation à Paris, craignant les fantômes qui errent dans les longs couloirs où les brancardiers poussent leur chariot.

Dans la plupart des cultures, la mort n'est pas césure ponctuelle (les Dogon parlent d'une prémortalité (THOMAS, 1968) avec l'affaiblissement progressif et l'entrée en agonie) mais transition vers un autre état, variable en fonction du passé, un passage que les cultes s'efforcent d'aménager pour rétablir l'ordre et assurer la succession des générations dans la paix et la prospérité. Quelle que soit l'origine du décès, la société a prévu un cérémonial qui assure, comme c'est le cas en Guinée, l'ancestralisation des défunts, afin qu'ils veillent sur les vivants, à commencer par leurs descendants, avant de devenir, au fur et à mesure que le temps passe, des puissances tutélaires du village ou du quartier. Le mort est « tout au plus quelqu'un qui revient et en règle générale quelqu'un qui est présent » (THOMAS, 1968 ; VAN DER LEEUW, 1948).

Au cours de l'épidémie, la mort en série bouleverse l'ordonnance des enterrements réguliers : qu'on vienne à manquer de bois et de linceuls, ou qu'on doive tenir compte de la contagiosité des cadavres, comme pour Ebola, le cérémonial funéraire est abrégé, bouleversé, à un point qui a pu aller jusqu'à l'impossibilité de dire adieu pour les proches, l'anonymat de la sépulture, l'ignorance du lieu où le mort a été enfoui, etc. (LE MARCIS, 2015).

Dans cette atmosphère de panique et de défiance, que dire de ceux qui reviennent quasiment de l'au-delà ? La survivante est au fond une ressuscitée, or la résurrection occupe une place centrale dans la plupart des cultes (ROHDE, 2017). En Afrique centrale et en Guinée, elle est évoquée directement en d'autres circonstances, par exemple au moment des initiations des adolescents (THOMAS, 1968). La circoncision, et probablement l'excision, bien qu'on en sache beaucoup moins sur cette dernière, sont une forme de résurrection après une mort symbolique liée à la blessure intime infligée au corps (THOMAS, 1968). Ces « mutilations » sont aussi apprentissage et révélation d'un savoir secret qui crée une connivence entre les hommes comme entre les femmes.

Les survivantes sont donc des ressuscitées, mais sans qu'on sache bien quels secrets elles ont reçu en partage, et si on ne devrait pas leur donner un nouveau nom, pour saluer mais aussi craindre l'individu doué de nouveaux pouvoirs, qui revient sur la scène. Les survivantes pourraient devoir leur sort à des manœuvres inavouées, à une fréquentation des esprits à qui elles ont pu céder quelque chose, qui les rend désormais doublement infréquentables, si l'on craint qu'elles puissent être encore contagieuses.

Toutes ces représentations participent à l'inquiétude autour des rescapées, qui joue probablement un rôle dans la réception mitigée voire hostile qui les attend lors de leur sortie des structures de santé. Elles sont socialement malmenées, voire « stigmatisées ».

LA STIGMATISATION AU PAYS SOUSSOU

Des récits d'Ebola, il ressort que la réintégration harmonieuse des survivantes dans une société soupçonneuse n'est en effet pas facile… Leurs dénominations dans la langue soussou, *Ebola mikhi*, « les gens d'Ebola » *et tondi fakhadé*, « ceux qui ont refusé la mort » (FRIBAULT, 2018), « ceux qui ont vu la mort » indiquent un statut particulier. Elles rappellent le sobriquet de « Trompe-la mort » des campagnes françaises à l'adresse des vieux durs à cuire [11]. La dénomination renvoie ici à une épreuve dont les survivants se sont tirés, mais savoir à quel prix ? Peut-être celui d'une étrange initiation… Toutes ces arrière-pensées, malaisément explicitées, facilitent la *stigmatisation* dont font état les survivantes, certaines d'entre elles utilisant même le mot français passé en soussou.

Le terme de stigmatisation a été popularisé par l'ouvrage du sociologue américain Erving GOFFMAN, *Stigma* (1963). Initialement, le stigmate désigne les traces des clous plantés dans les mains et les pieds du Christ sur la Croix, sur le Calvaire, à Jérusalem. Chez certains dévots, la méditation sur l'agonie du Christ se traduit par l'apparition de plaies dans la paume des mains ou même la plante des pieds. Le XIXe siècle a connu un grand nombre de stigmatisées, le plus souvent des femmes, bien que le premier stigmatisé aurait été François d'Assise, fondateur de l'ordre des Franciscains au XIIIe siècle. Elles ont subi des expertises médicales attestant le miracle, en prévision des procès de béatification par la papauté, comme celui en cours pour Mariam de Jésus Crucifié (1846-1878) [BOUFFLET, 1996], une jeune palestinienne.

11. À Boston, une plaque rappelle le souvenir d'un combattant de la Guerre d'Indépendance des États-Unis d'Amérique : pendu plusieurs fois, fusillé, etc., il vécut jusqu'à 90 ans…

Par une ironie de l'Histoire, le vocable désignant des croyants d'exception accédant de leur vivant à une position de martyrs, a dérivé pour désigner des personnes identifiées comme différentes et rejetées comme telles, soit des individus, soit des groupes. Le terme popularisé par GOFFMAN est aujourd'hui couramment utilisé pour parler du rejet et de la persécution des minorités. La prévention de la stigmatisation a préoccupé les militants gays au début de l'épidémie de sida. Ils ont réagi fortement, avant même l'identification du virus au laboratoire, à la désignation de l'épidémie comme la « maladie des quatre H » : homosexuels, héroïnomanes, haïtiens, hémophiles. Leur prise de conscience avait en fait eu lieu dès l'épidémie d'hépatite B en Californie en 1980 : les homosexuels s'étaient offerts aux premiers essais cliniques du vaccin plasmatique contre le virus en faisant valoir qu'ils servaient de bouclier à leurs concitoyens (SZMUNESS *et al.*, 1980 ; MOULIN *et al.*, 2018).

Les autorités politiques ces dernières années ont participé à la mise en scène de la prévention médicale pour diminuer l'opposition aux vaccins : Barack Obama, président des États-Unis d'Amérique, pose à la télévision pour le vaccin antigrippal en 2009 ; Sakoba Keita, le responsable de la coordination guinéenne Ebola, se fait vacciner en public avec le vaccin en expérimentation en 2015, et sa photo est diffusée par tous les journaux. Les interventions de personnalités bravant les rumeurs visent à prévenir la stigmatisation des anciens d'Ebola. Lors de sa visite officielle en Guinée, la première d'un président français depuis la rupture de 1958, le président Hollande a pris une « guérie » dans ses bras. Il l'a « touchée », comme l'a noté la presse. Ce cérémonial destiné à la foule fait le lien avec la tradition des « Rois thaumaturges », un temps rétablie en France après la Restauration : « Le Roi te touche, Dieu te guérit » (BLOCH, 1924).

Pour les Guinéennes, la sortie des CTE n'a pas été le retour à une situation antérieure, mais le point de départ d'une série de tribulations. Tout d'abord, le petit patrimoine qu'elles possédaient a été détruit ou dilapidé. Au cours des épidémies, aux XIXe et XXe siècles, les habitations des pestiférés ou des cholériques étaient détruites, les habitants transférés sous des tentes évoquant les camps de réfugiés. Dans le cas d'Ebola, la destruction des biens a été souvent excessive, à noter qu'on a éliminé des stocks de céréales qui n'offraient aucun danger.

La plupart des femmes vivaient de petit commerce, de la revente de vêtements ou d'objets ou d'aliments d'utilisation courante : condiments, bois de chauffe, etc. Les plus fortunées pratiquaient le « commerce à la valise » et se déplaçaient à travers toute l'Afrique de l'Ouest. Tout ce capital a été détruit, vendu ou accaparé par des proches ou des rivaux, il faut donc repartir à zéro. Pour remettre sur pied un fonds de marchandises, elles pourraient, par exemple par le biais des tontines, bénéficier d'un prêt d'honneur qui leur permettrait de se remettre à flot et de réapparaître sur le marché. Mais c'est là que la suspicion à l'égard des survivantes d'un lien avec la sorcellerie, et aussi la crainte de leur contagiosité s'avèrent mortifères.

La réintégration dans la société guinéenne n'est donc en aucun cas un phénomène simple qui va de soi. La perte du patrimoine déjà évoquée est aggravée par l'effacement de la place tenue par la femme au moment de son hospitalisation. La société s'est refermée sans l'attendre. Le mari a pris une autre épouse, les voisins la boudent, le propriétaire ne veut plus de sa locataire, les concurrentes ont pris sa place sur le marché et ne facilitent pas la reconstitution de la camelote, etc. La seule issue peut être de trouver un emploi dans les structures de soins qui l'ont accueillie, qui évidemment atteste un lien avec un passé qu'elles voudraient parfois abolir ou au moins oublier.

LA FRAGILITÉ DES SURVIVANTES

Les survivantes sont profondément fragilisées. Là encore, on peut esquisser un parallèle avec le sort des rescapés des guerres et des génocides, dont la survie s'accompagne d'une perte de sens, d'une dérision globale, qui peut mettre plusieurs années pour émerger dans le psychisme et achever sa trajectoire meurtrière. L'autobiographie d'Amos OZ, *Une histoire d'amour et de ténèbres* (2004), retrace la longue souffrance de la mère de l'auteur, émigrée en Israël après son départ de Pologne, où elle a perdu tous ses amis et parents. La fêlure intervenue dans l'enfance s'aggrave discrètement comme dans le poème *Le vase brisé*, de SULLY-PRUDHOMME (1865) :

Le vase où meurt cette verveine
D'un coup d'éventail fut fêlé ;
Le coup dut effleurer à peine :
Aucun bruit ne l'a révélé.

Mais la légère meurtrissure,
Mordant le cristal chaque jour,
D'une marche invisible et sûre
En a fait lentement le tour ;
N'y touchez pas, il est brisé...

Toujours intact aux yeux du monde,
Il sent croître et pleurer tout bas
Sa blessure fine et profonde
Il est brisé, n'y touchez pas.

Plusieurs années après les événements, et en dépit de l'existence d'un mari et d'un fils — l'auteur du livre a douze ans —, elle se suicide, face à une impossibilité de vivre ou de survivre. En quoi consiste cette fêlure ? La métaphore a été utilisée par le romancier tunisien Lahbib CHEBBI (2010) pour décrire les ravages dans les corps et les âmes des Tunisiens au moment de l'épidémie de choléra de 1867, prélude à l'invasion française.

Les difficultés de réintégration des survivantes dans le couple, la famille, le quartier, portent un coup à l'image convenue de sociétés africaines soudées, manifestant une solidarité oubliée de longtemps dans les sociétés industrialisées. Pourtant la « communauté », bien qu'assez vaguement définie, est devenue une référence incontournable dans les programmes de santé pour l'Afrique. La faveur du thème des « agents de santé communautaire » auprès de l'OMS et des ONG manifeste la force quasi mythique de la référence : les attentes sont énormes vis-à-vis des agents de santé dits « communautaires », supposés maîtriser la communication, garantir l'acceptation des mesures sanitaires (isolement, hospitalisation, notification des cas, vaccination). Ils sont dépositaires, après une formation rapide, d'un stock d'informations adéquates qui devraient être transmises par les bonnes bouches dans les bonnes oreilles de corps dociles.

À cette communauté s'adresse le certificat de guérison dûment estampillé, qui constitue un véritable sauf-conduit pour circuler à la sortie de l'hôpital ou du CTE. Mais de quelle guérison parle-t-on et quelle en est la preuve ? Pour opérer tous ses effets, il faudrait probablement que ce certificat s'inscrive dans un rituel de réintégration qui reste à inventer.

SURVIVANTES OUI MAIS GUÉRIES ?

Pour les médecins, la guérison est assimilée à la disparition du virus incriminé dans le sang, signée par l'apparition des anticorps dits protecteurs. Dans le traitement d'Ebola, les sérums de malades ont d'ailleurs fait l'objet d'essais cliniques, avant même de recevoir l'autorisation officielle [12]. Cette voie thérapeutique avait jadis suscité de grands espoirs avant les antibiotiques, pendant la Première Guerre mondiale, dans la lutte contre le typhus et la typhoïde décimant les armées.

Mais qu'est ce qu'un corps guéri ? Selon le médecin philosophe Georges CANGUILHEM, la guérison n'est jamais retour « à l'innocence biologique », « à une sorte d'état de santé antérieur immuable » (CANGUILHEM, 1966), et ce vocabulaire de la culpabilité est significatif. Le corps qui a hébergé le virus s'est définitivement transformé. CANGUILHEM, un « vitaliste rationnel » (1994), inspiré par les travaux de neurologues comme Kurt GOLDSTEIN (1951) sur les traumatisés crâniens, a beaucoup insisté sur la réorganisation de l'organisme au décours d'un drame organique. Le sujet s'adapte à une nouvelle « allure », comme on passe du galop au pas et au trot : la vie a le pouvoir d'inventer des normes inédites. Les survivantes d'Ebola participent à ce pouvoir d'adaptation et à cette créativité qui caractérisent la vie. L'organisme a déclenché une riposte que l'immunologie, la science des défenses de l'organisme (MOULIN, 2000), décrit en termes de cellules spécialisées et d'anticorps, mais cette réponse n'est pas sans conséquences à court et long terme. L'expérience de la maladie assimilée métaphoriquement à une faute voire un péché rend bien impossible tout retour en arrière.

L'immunologie a raffiné considérablement sa lecture d'une nouvelle fonction du corps, esquissée à la fin du XIXe siècle (MOULIN, 1991), incarnée par le « système immunitaire ». Ce dernier est chargé non seulement de débarrasser le corps de ses assaillants microbiens, mais de veiller à son unité et à sa permanence, en maintenant une garde active contre les processus d'autoimmunité ou

12. Il s'agit par exemple du ZMapp, mélange de trois sortes d'anticorps monoclonaux supposés protecteurs, fabriqués à partir de cellules immunes des malades, utilisés pour le cas de la rapatriée française qui a guéri à Paris, en septembre 2014.

l'attaque du corps par ses propres constituants (ANDERSON & MACKAY, 2014).

L'immunologie est revenue à plusieurs reprises sur les rapports de l'organisme avec l'univers microbien. Vue au départ comme une guerre d'extermination, cette lutte s'est avérée en fait très tôt un processus plus complexe que prévu, avec la découverte de ce qu'on a appelé les « porteurs sains », il s'agit d'individus guéris cliniquement, mais qui continuent à héberger des bactéries pathogènes qui ne le sont plus pour eux, mais qui peuvent, et c'est là le drame, former un réservoir de microbes et par conséquent constituer un danger pour l'entourage. L'Histoire a retenu l'infortune de Mary Mallon, une cuisinière irlandaise à New York, surnommée *Typhoid Mary*, déclenchant à ses passages dans les familles qui l'employaient, des bouffées de cas de typhoïde, jusqu'au moment où elle a été mise hors d'état de nuire par une relégation dans un établissement de santé, véritable prison où elle est morte en 1938 (FINKBEINER, 1996).

En d'autres termes, l'établissement d'une solide immunité personnelle peut coïncider avec la persistance d'un germe, une bactérie, un virus, un parasite, vivant notamment dans un des recoins de l'organisme, qui lui sert de « sanctuaire », comme l'œil (certains guéris d'Ebola se plaignent de douleurs oculaires), ou les gonades, ou encore le cerveau protégé par ce qu'on appelle la barrière hémato-encéphalique.

Les idées évoluent en biologie. La conception des rapports entre l'organisme et les microbes a récemment été encore modifiée par l'attention prêtée au microbiote (COSSART, 2016 ; DEBRÉ, 2016), ou plutôt aux microbiotes, à savoir des populations de germes dits commensaux, vivant dans les profondeurs du corps, par exemple dans la paroi et la lumière intestinales. Non seulement ces microbes ne seraient pas pathogènes mais ils seraient bénéfiques en facilitant la digestion et la production de vitamines et de métabolites utiles. La survie d'un virus Ebola dans un organisme en bonne santé apparente pourrait être ainsi envisagée. Mais comment s'assurer de l'innocuité des virus pour l'entourage ?

Le système immunitaire est un système mémoire, susceptible de se réorganiser et de s'adapter, mais aussi d'amplifier des réponses inopportunes. On a pu parler de « péché originel » antigénique (*antigenic sin*) à propos des suites de la rencontre avec un virus nouveau qui provoque l'appareil de défense et entraîne des réactions en cascade dans l'ensemble du corps. Ce terme, encore une métaphore religieuse, est à l'image de la mémoire et suggère des compétences acquises comme des drames possibles, dont la capacité à développer une fâcheuse hypersensibilité à distance de l'épisode initial. Mais au fond, l'immunologie peut tout expliquer aussi bien que la sorcellerie (MOULIN, 1991).

S'agissant d'une infection, la contagiosité des survivantes est une préoccupation implicite des proches et des voisins, peu au courant des subtilités de l'immunologie, y compris les propriétaires des concessions qui ne sont guère enclins à prolonger un bail et voient d'un mauvais œil le retour de leur locataire, une avanie de plus qui attend les femmes à la sortie de l'hôpital.

Le certificat de guérison ne valide donc pas un vrai retour à la normale et ne répond pas à toutes les questions que l'on peut se poser. Par respect du principe de précaution, les médecins avaient au début préconisé un délai de trois mois après la sortie avant la reprise des relations sexuelles, et remis des préservatifs. Mais les préservatifs ont été souvent vécus comme une disgrâce supplémentaire. Une des survivantes distribue promptement autour d'elle les préservatifs remis par les responsables de PostEboGui, de peur qu'« il » (le mari) ne s'y « habitue ». Or, des observations alarmantes indiquent une survie du virus plus longue que prévu dans le sperme, pouvant donc être à l'origine de contaminations. Comme le sida, Ebola est devenu « une maladie de l'amour » (ABSOLU, 2016) : on envisage de prolonger l'abstinence, et ce revirement jette un doute sur les certitudes passées. Rien de plus difficile à gérer qu'une hésitation autour de la durée de la contagiosité !

Les survivantes font peur à leur entourage et sont socialement malmenées. Quelles stratégies peuvent-elles opposer à la stigmatisation ?

STRATÉGIES DE SURVIE

Parmi les solutions de survie, pour celles du groupe qui sont veuves (cinq cas parmi les femmes qui témoignent), le remariage vient au premier plan. Le mariage figure le mode de vie universel recommandé par la religion qui est l'islam pour la majorité des Guinéens.

Le musulman doit se marier, le célibat n'est pas valorisé comme dans le christianisme (au point que les pères de l'Église des premiers siècles s'inquiétaient pour la croissance de la communauté). Le remariage est destiné à maintenir l'ordre dans la communauté. La veuve est considérée comme une femme libre, donc potentiellement légère et même tentée de vivre de la prostitution : le lexique wolof au Sénégal signale un deuxième sens de prostituée pour le vocable qui désigne les veuves. Pourtant, une veuve a joué un grand rôle au début de l'islam, Khadija qui a épousé Mohammed et a soutenu le jeune prophète, mais la position sociale des veuves n'a pas été définitivement consolidée (ABBOTT, 1942).

On connaît le *sati* hindou, où la veuve devait monter sur le bûcher pour suivre son mari dans l'au-delà [14]. Dans les communautés musulmanes d'Inde et du Pakistan, le *sati* n'existe pas, mais la veuve n'en mène pas moins souvent une vie misérable. Elle est suspecte d'avoir causé la mort de son mari par faute de soins adéquats voire par empoisonnement. Dans la société égyptienne où j'ai vécu six ans, là non plus le sort des veuves n'est pas enviable. Elles connaissent les soupçons des voisins, suscitent la jalousie des femmes mariées, et le harcèlement par les hommes : la prolongation du veuvage exacerbe la réprobation et rend improbable de décrocher un mari convenable. Lorsque le village de Gourna en Égypte, après l'attentat de Louxor en 1997, a été déménagé en 2014 loin des tombes, les entrepreneurs ont séparé le quartier des femmes seules du reste du village, de façon à surveiller leurs déplacements. Cette mise en tutelle des veuves se retrouve autour de la Méditerranée. Dans *Le Christ recrucifié* de l'écrivain grec Nikos KAZANTZAKIS (1948), une séduisante veuve joue le rôle de Marie-Madeleine dans la mise en scène du Calvaire qui est le thème du roman, et la veuve, accusée de séduire les hommes du village, est finalement lapidée.

Les enquêteurs ont posé la question aux veuves survivantes d'Ebola : pourquoi n'êtes-vous pas remariée ? La question reflète la *doxa* guinéenne qu'une femme doit se remarier, ne serait-ce que pour s'assurer une protection sociale et financière, restaurant ainsi l'ordre menacé par l'incongruité du célibat. Mais cette solution est rarement possible, même en position de seconde ou troisième

14. Il arrive encore aujourd'hui que la veuve s'immole volontairement pour éviter une existence de paria (DALRYMPLE, 1998).

épouse, pour des raisons qui rappellent les difficultés des veuves séropositives pour le VIH [15]. Le lévirat fournit rarement une solution : une seule des survivantes l'a choisie.

UNE ENQUÊTE QUI ROMPT LE SILENCE

La parution des récits de vie des survivantes aspirant à devenir des guéries rompt le silence planant sur leur réintégration dans le paysage de la Guinée. Elle reflète une tension dramatique entre l'appel au secours des actrices principales d'un drame prolongé, et le désir de tous et toutes d'oublier le passé, entre la parole et le silence.

L'anthropologue Mathieu FRIBAULT a décrit le silence qui a plané après la fin de l'épidémie dans beaucoup de villages et de quartiers urbains : « les habitants sont réticents à l'égard de ceux qui ont subi dans leur chair l'épreuve d'Ebola » (FRIBAULT, 2018). Cette stratégie du silence viserait, selon lui, à éviter la fracture sociale entraînée par les lacunes du savoir scientifique et les doutes entourant survivants et survivantes. Le silence de la survie renvoie aussi aux péripéties de la société guinéenne, de la période de Sékou Touré (1958-1984) [MCGOVERN, 2012] et sa campagne de « démystification » contre les traditions animistes, aux changements et perturbations liés à la « globalisation » (FRIBAULT, 2015).

Le silence est une stratégie fréquente suivant un événement aux logiques et à l'absence de logique semblablement effrayantes. Pareil silence entoura les années suivant la deuxième guerre mondiale en Allemagne, où le mutisme de tous a permis la cohabitation des survivants des camps et de leurs tortionnaires (RICCIARELLI, 2014) : un silence prudent « … dans l'ouragan qui passe et confond tout, le bien, le mal, héros, bandits… » (HUGO, 1872). Mais parallèlement il existe chez les Guinéens une autre stratégie, celle du *sabui,* ou inlassable recherche de relations dont les survivantes ont le plus grand besoin pour repartir dans la vie.

Pourquoi les femmes ont-elles accepté de rompre le silence régnant et qui plus est de laisser publier leur histoire ? Leurs noms ont été

15. Dans l'enquête « Veuves » au Sénégal, les veuves séropositives pour le VIH renoncent pour la plupart à retrouver un partenaire, malgré la pression du milieu (DESCLAUX *et al.*, 2014).

changés, et seuls les repères géographiques sont conservés, ancrant le récit dans la Guinée maritime. Le programme PostEboGui, conduit par des chercheurs guinéens et français, leur offrait un suivi et une continuité des soins. Le volet socio-anthropologique revenait à une aide psychologique par l'écoute et une cure par la parole, remédiant à la rumination intérieure des traumatismes passés.

Le programme de recherche les informait aussi sur les aides disponibles et ses conditions d'attribution. L'Organisation guinéenne de la réponse à Ebola a confié au Pam (Programme alimentaire mondial) la distribution d'aides aux personnes lésées par l'épidémie. La plupart des femmes manifestent leur intérêt pour l'aide financière du Pam et parfois expriment une revendication déçue : « jusqu'à ce jour, je n'ai rien reçu ». La reconnaissance vocale de la contamination, brisant avec la stratégie du silence, fait donc partie de la lutte pour la survie pour ces femmes, nombreuses, qui ont un grand nombre de personnes à leur charge, notamment des orphelins laissés après de nombreux décès, par exemple dans la famille du médecin décédé d'Ebola.

Si la loi du silence dans les communautés témoigne d'une volonté d'effacement de l'épidémie dans les mémoires, les victimes sont nécessairement partagées à cet égard, puisque c'est de leur lien reconnu avec l'épidémie que dépend l'attribution officielle des sommes faites pour aider les personnes dites « doublement vulnérables », telles les veuves chargées d'enfants. La divulgation intervient aussi si la personne a été embauchée comme médiatrice auprès des populations ou comme aide-soignante au sein des structures mêmes où elle a été soignée, se voyant reconnaître une compétence qui s'apparente à celle des « patients-experts » dans le contexte de l'infection à VIH (Bureau, 2016).

Les Guinéennes parlent

Pendant cette période de sidération et de silence, qui a suivi l'effervescence et les stridences du mal Ebola, les auteurs ont choisi de donner la parole aux femmes qui ont accepté de la prendre et même, avec une exception, autorisé que leur texte soit publié.

La discrétion des femmes fait partie de la tradition. Pendant la dictature de Sékou Touré, les autorités ont encouragé officiellement les femmes et les jeunes à se manifester et à se dégager des tutelles sociales. Une loi interdisant la polygamie a été passée : toujours en vigueur, elle n'a jamais été appliquée.

Le point de départ du livre était la transcription des entretiens. Les auteurs ont transformé les questions et réponses en un monologue dit d'une seule traite par les femmes acceptant de revivre les moments clés d'une crise qu'elles ont décidé de surmonter. Les monologues des Survivantes témoignent d'une volonté de vivre, qu'on appelle depuis quelques années la *résilience* (CYRULNIK, 2016). Le terme de résilience a été introduit en 1982 (WERNER & SMITH, 1982) pour désigner la réussite contre toute attente d'enfants ayant eu une enfance catastrophique. Il désigne maintenant de façon générale la résistance à l'épreuve et la reprise en main de son destin à contre-courant. Accepter la publication de ces récits personnels et intimes signe le souci des femmes de faire connaître et de transmettre leur expérience à leurs compatriotes, à leurs enfants et au monde tout entier dont elles attendent une aide. Ces textes composés sur une trame commune mais doués aussi de singularités forment un chœur tragique suggérant le retour à l'unité d'une communauté mise à mal par l'épidémie.

Le récit de vie, « the Narrative » (MADIGAN, 2011), structuré par les auteurs avec un avant, un pendant et un après, et authentifié par les enquêtées, peut constituer pour elles un exutoire et une thérapeutique, à cette différence qu'il ne s'agit pas de conjurer des fantasmes, comme dans la psychanalyse, mais des fantômes. Les récits d'Ebola sont pleins de fantômes, en particulier ceux des très proches : une mère, une marâtre, un mari, des enfants, des frères et des sœurs qui sont partis à l'hôpital et ne sont pas revenus, ou qui sont décédés à la maison, des voisins, parmi lesquels figure bien souvent le patient Zéro à l'origine de la bouffée épidémique.

Les récits des *Survivantes* sont traduits du soussou par l'enquêteur principal, Thierno Youla SYLLA, dans une écriture sans fioriture : paroles économes de détails, que l'on entend débitées d'un ton sans timbre à l'émotion contenue : on est loin des lamentations traditionnelles au moment du deuil. À première lecture, la trame des récits est plus ou moins identique dans la succession des faits rapportés : premières atteintes dans l'entourage, premiers symptômes, prise en charge, évolution de la maladie, atténuation des symptômes et retour à la vie « normale ». Une question taraude les survivantes et fascine le lecteur : à quel moment leur destin a-t-il basculé ? Pour l'une d'entre elles, c'est au moment où elle a été contaminée après avoir été hospitalisée de force après avoir transporté clandestinement un cadavre au village. Pour une autre, au contraire, c'est quand elle a obtenu de haute lutte son transfert à l'hôpital : « même si je meurs, je veux aller à l'hôpital ». Une troisième dit en parlant de l'hôpital : « Pour la première fois, j'ai été emprisonnée », mais par la suite, se rassure en observant les soignants avalant volontairement les mêmes médicaments qu'elle.

Pour les professionnels qui liront *Les Survivantes*, les récits éveillent une volée de questions. Aurait-on pu poser un diagnostic plus précoce ? Réaliser un isolement plus efficace, un traitement symptomatique mieux adapté, tenant compte des pathologies associées comme le diabète et le paludisme ? Comment évaluer a priori le risque de contamination dans un contexte donné ? La survie a-t-elle été grandement améliorée par la prise en charge médicale, affinée au décours de l'épidémie ? A-t-elle pu être influencée par les soins ordinaires du village, comme à Télémélé, sur les contreforts du Fouta Djalon, où la mortalité d'Ebola n'aurait pas dépassé 38 % [16] ? Les messages des proches par téléphone, quand il y avait l'électricité, ont-ils aidé les malades à tenir bon ? Dans un récit fait ailleurs par un médecin contaminé à l'hôpital, ce dernier note que les deux infirmières qui ont été plus que lui au contact des fluides corporels des patients s'en sont sorties indemnes (Diakité 2018). Toutes questions oh combien pertinentes pour orienter et planifier la veille épidémiologique et la gestion des épidémies futures. Le « polar éthique » de 2018 qui décrit la fiction d'une épidémie d'Ebola à Paris en 2024 (Gruson, 2018) avec un virus muté hyperdangereux raconte la survenue d'une longue chaine de transmission aérienne entre personnes porteurs sains indétectables, ce changement bouleverserait évidemment l'organisation de la surveillance des maladies émergentes.

16. Episode de signification contestée, ayant fait évoquer une résistance à l'infection plus grande chez les Peuls (Absolu, 2016).

L'IDIOME DE LA SURVIE

Les récits des *Survivantes* ont été traduits du soussou par Thierno Youla SYLLA en français, un français avec la saveur de l'Afrique de l'Ouest, utilisant des mots avec un sens un peu différent du français hexagonal. Les mots comme les virus naviguent et mutent en traversant les frontières. Le terme *fatiguer* par exemple est employé fréquemment au sens de « tourmenter ». Les Guinéens sont « fatigués » par beaucoup de choses, l'État les fatigue grandement par son incurie et sa corruption, les maladies qui se succèdent les fatiguent aussi, pas seulement Ebola, mais par dessus tout le paludisme, et aussi le choléra. La survie, c'est aussi une grande « fatigue », et il faut l'espoir d'un suivi médical et peut-être d'une aide financière après la libération du centre Ebola pour espérer la surmonter.

Le pays est bien fatigué quand, après quelques rebondissements, la fin de l'épidémie est déclarée pour la dernière fois le 29 août 2016. *Les Survivantes* sont un témoignage de résilience et par conséquent un message d'espoir et un guide pour parer aux surprises, bonnes et mauvaises, que réserve l'avenir. D'où l'émotion immédiate que suscite ce livre, et son écho prolongé. Merci à tou(te)s ses coauteur(e)s.

BIBLIOGRAPHIE DE LA POSTFACE

ABBOTT N., 1942. « Women and the State in Early Islam », *Journal of Near-Eastern Studies*, 1, 1, 106-126

ABSOLU A., 2016. *Les forêts profondes*, J.-C. Lattès, Paris,

ANDERSON W. & MACKAY I., 2014. *Intolerant Bodies, A Short History of Autoimmunity*, Johns Hopkins University Press, Baltimore

AUDOIN-ROUZEAU S. & BECKER A., 2013. *La Grande Guerre 1914-1918*, Gallimard, Découvertes, Paris

BALDE Al-Hadji T. M. & SALVAING B., 2008. *Une vie au Fouta Djalon*, Granvaux, Brinon-sur-Sauldre

BECKER A., 2000. « Guerre totale et troubles mentaux », *Annales*, 55, 1, 135-151

BLOCH M., 1924. *Les rois thaumaturges, étude sur le caractère surnaturel attribué à la puissance royale*, Strasbourg, Istra

BOUFFLET J., 1996. *Les stigmatisés*, Editions du Cerf, Paris

BOYD W., 1999. *The Trench*, « La tranchée », long métrage

BUREAU E., 2016. Les *patients experts dans la lutte contre le sida au Cambodge*, Presses Universitaires de Provence, Aix-en-Provence

CANGUILHEM G., 1966. *Nouvelles réflexions concernant le normal et le pathologique*, PUF, Paris

CANGUILHEM G., 1994. *A Vital Rationalist: Selected Writings from Georges Canguilhem*, François Delaporte (éd.), Zone Books, New York

CHEBBI L., 2010. *La Fêlure, Mémoires d'un cheikh*, Salammbô, Tunis, 1985, Editions Carthaginoiseries, Tunis

CHUVIN P., 1992. *La mythologie grecque*, Fayard, Paris

CONSTANT P., 2016. *Des chauves-souris, des singes et des hommes*, Gallimard, Paris

CONSTANT P. & Barroux, 2018. *Des chauves-souris, des singes et des hommes*, Gallimard-BD, Paris

COSSART P., 2016. *La nouvelle microbiologie. Du microbiote aux CRISPR*, Odile Jacob, Paris

CYRULNIK B., 2016. *Attachement, trauma et résilience*, Les notes de l'institut Diderot, Paris

DALRYMPLE W., 1998. *The Age of Kali. Travels and Encounters in India*, Penguin Books, Londres

DAVE N., 2014. « The Politics of Silence: Music, Violence and Protest in Guinea », *Ethnomusicology,* 58, 1, 1–29

DEBRÉ P., 2016. *L'homme microbiotique,* Odile Jacob, Paris

DELUMEAU J., 1979. *La Peur en Occident, XIVe-XVIIIe siècles*, Fayard, Paris

DESCLAUX A., BOYE S., TAVERNE B., 2014. « La relégation sociale des veuves vivant avec le VIH au temps des antirétroviraux au Sénégal », *Bulletin de la Société de Pathologie Exotique*, 107, 4, 273-278

DIAKITÉ F. 2018. *Ebola : au-delà d'une histoire*, mémoire pour la maitrise de Santé internationale, Université Senghor d'Alexandrie

DIOP B., 1960. *Leurres et lueurs*, Présence Africaine, Paris

EMANE A., 2013. *Albert Schweitzer, une icône africaine*, Fayard, Paris

FABIUS L., 2010. *Le cabinet des Douze. Regard sur des tableaux qui font la France*, Gallimard, Paris

Finkbeiner A. K, 1996. « Quite contrary: was “Typhoid Mary” Mallon a symbol of the threats to individual liberty or a necessary sacrifice to public health? », *The Sciences*, 36, 5, 38-43

Fribault M., 2015. « Ebola en Guinée : violences historiques et régimes de doute », *Anthropologie & Santé, Revue internationale francophone d'anthropologie de la santé*, 11, <https://anthropologiesante.revues.org/1761>

Fribault M., 2018. « Silence et *sabui* dans un post-Ebola révélateurs d'une crise sociale », communication, *Regards éthiques pluridisciplinaires en sciences sociales, environnement et santé en Guinée*, coll., Conakry, 6-8 févr. 2018

Goffman E., 1963. *Stigma, Notes on the management of a spoiled identity*, Prentice Hall, Englewood Cliffs

Goldstein K., 1951 [1934]. *La structure de l'organisme*, Gallimard, Paris

Gruson D., 2018. *S.A.R.R.A, une intelligence artificielle*, Beta Publisher, Paris

Hames C., 2007. *Coran et talismans. Textes et pratiques magiques en milieu musulman*, Karthala, Paris

Homan C., 2006. *Suburban Shaman, Tales from Medicine's frontline*, Hammersmith Press, Londres

Hugo V., 1872. « Sur une barricade, au milieu des pavés », *L'Année terrible*, Michel Lévy frères, pp. 246-247

Kazantzakis N., 2019 [1948]. *Le Christ recrucifié*, Actes Sud, (coll. “Babel”, n° 1657)

Le Marcis F., 2015. « “Traiter les corps comme des fagots” : Production sociale de l'indifférence en contexte Ebola », *Anthropologie & Santé, Revue internationale francophone d'anthropologie de la santé*, 11, <http://anthropologiesante.revues.org/1907#text>

Lefebvre G., 1932. *La Grande Peur de 1789*, Armand Colin, Paris

Loridan-Ivens M., 2018. « Rebelle un jour, rebelle toujours », France Inter, 15 janvier 2018.

Madigan S., 2011. *Narrative Therapy, Theory and Practices*, American Association of Psychology

McGovern M., 2012. *Unmasking the State: Making Guinea Modern*, University of Chicago Press, Chicago

Moulin A. M., Chabrol F. & Ouvrier A., 2018. « Histoire d'un vaccin pas comme les autres : les premiers pas du vaccin contre l'hépatite B au Sénégal », *in* Delaunay V., Desclaux A., Sokhna C. (éd.), 2018. *Niakhar, mémoires et perspectives. Recherches pluridisciplinaires sur le changement en Afrique*, Marseille et Dakar, IRD-L'Harmattan Sénégal, pp. 489-510

Moulin A. M., 1991. *Le dernier langage de la médecine, Histoire de l'immunologie, de Pasteur au sida*, PUF, Paris

MOULIN A. M., 1995. « La crise éthique de la transplantation d'organes. À la recherche de la "compatibilité" culturelle », *Diogène*, 172, 76-96

Moulin A. M., 2000. The Defended Body, *Medicine in the 20th century*, COOTER R. & PICKSTONE J (éd.), Harwood, London

Moulin A. M. (éd.), 2016. *Le labyrinthe du corps, Islam et révolutions médicales*, Karthala, Paris

MOULIN A. M., *à paraître*. « Soigner les tirailleurs, des Dardanelles à Alexandrie », *Centenaire de la Grande Guerre, Le soutien médical des contingents d'outre-mer dans la Grande Guerre*, Académie des Sciences d'Outre-mer

OZ A., 2004. *Une histoire d'amour et de ténèbres,* Gallimard, Paris, (traduit de l'hébreu)

PAULME D., 1952. *Les gens du riz*, Plon, Paris

PERRAULT G., 2006. *Un homme à part*, Fayard, Paris

POLLAK M., 1990. *L'expérience concentrationnaire, Essai sur le maintien de l'identité sociale*, Métailié, Paris

POUCHELLE M.-Chr., 2010. « Transports hospitaliers, extravagances de l'âme », *Gestions religieuses de la santé*, Colloque de l'Association française de sociologie religieuse, Paris, 29-30 mars 1993 *in* LAUTMAN & MAITRE (éd.), *Gestion religieuse de la santé,* L'Harmattan, pp. 247-299

SULLY-PRUDHOMME,1865. Stances et Poèmes, Librairie Alphonse Lemerre, Paris

RICCIARELLI G., 2014. *Le labyrinthe du silence*, Film.

ROHDE E., 2017 [1893]. *Psyché, le culte de l'âme chez les Grecs et leur croyance en l'immortalité* (1893), Les Belles Lettres, Paris

SAINT-EXUPÉRY A. de, 1939. *Terre des Hommes*, Gallimard, Paris

SCHNEIDER W., 2013. « History of Blood Transfusion in Sub-Saharan Africa », *Transfusion Medical Review*, 1, 21-28

SZMUNESS W, STEVENS C, HArley E *et al*., 1980. « Hepatitis B Vaccine; Demonstration of Efficacy in a Controlled Clinical Trial in a High-Risk Population in the United States », *New England Journal of Medicine*, 303, 833-841

TADJIO V., 2017. *En compagnie des hommes*, Don Quichotte Editions, Paris

THOMAS L.-V., 1968. *Cinq essais sur la mort africaine*, Université de Dakar, Dakar

THOMAS L.-V., 1982. *La mort africaine ; idéologie funéraire en Afrique noire*, Payot, Paris

THUCYDIDE, 1966. *La guerre du Péloponnèse*, II, LII, traduction Jean Voilquin, Garnier-Flammarion, Paris

VARDIN S., 2016. *Babel Epidemic, Ebola aux cent visages*, L'Harmattan, Paris

VENABLES E., 2017. « Atomic Bombs' in Monrovia, Liberia: The Identity and Stigmatisation of Ebola Survivors », *Anthropology in Action*, 24, 2, 36-43

VERCEL R., 1934. *Capitaine Conan,* Albin Michel, Paris

VERCEL R., 1936. *Léna*, Albin Michel, Paris

WERNER E. E. & SMITH R. S., 1982. *Vulnerable but invincible. A study of resilient children*, Mc Graw Hill, New York

YATTARA A. M. & SALVAING B., 2000. *Une jeunesse sur les rives du fleuve Niger*, Brinon-sur-Sauldre, Granvaux

Bibliographie des sources citées

Abramovitz, S., Hoffman, D. J., Liebow, E., Lubkemann, S., *et al.* (2014). Strengthening West African health care systems to stop Ebola: anthropologists offer insights. < http://hdl.handle.net/11858/00-001M-0000-0024-D289-E>

Abramowitz S., 2017. « Epidemics (Especially Ebola) », *Annual Review of Anthropology*, 46, 1, 421–445

Absolu A., 2016. *Les forêts profondes*, Paris, J.-C. Lattès

Agua-Agum J., Ariyarajah A., Aylward B. *et al.*, 2016. « Exposure Patterns Driving Ebola Transmission in West Africa: A Retrospective Observational Study », *PLoS Med*, 13, 11, e1002170. <DOI:10.1371/journal.pmed.1002170>.

Alternatives Humanitaires, 2016. « Ebola la fin du cauchemar ? », 1. <http://alternatives-humanitaires.org/fr/category/focus-fr/ebola-la-fin-du-cauchemar/>

Anoko J., 2014. « Communication with rebellious communities during an outbreak of Ebola Virus Disease in Guinea: an anthropological approach », 21 p. <http://www.ebola-anthropology.net/case_studies/communication-with-rebellious-communities-during-an-outbreak-of-ebola-virus-disease-in-guinea-an-anthropological-approach/>.

Anoko J. 2016. *De la déclaration de fin de l'épidémie de la maladie à virus Ebola de décembre 2015 aux résurgences de 2016 : analyse de réticences prévisibles en Guinée*, Fonds Croix-Rouge française, Les Papiers du Fonds, n°6, septembre 2016, 18 p.

Anoko J., Epelboin A., Formenty P., 2014. Humanisation de la réponse à la Fièvre Hémorragique Ebola en Guinée : approche anthropologique (Conakry/Guéckédou mars-juillet 2014). 94 p, disponible sur : <https://hal.archives-ouvertes.fr/hal-01090299>.

Anthropological Quarterly, 2017. « Producing Ebola: Creating Knowledge In and About an Epidemic », 90, 2. <https://muse.jhu.edu/article/663618>

Anthropologie et santé, 2015. « Autour du virus Ebola », n° 11. <https://journals.openedition.org/anthropologiesante/1884>

Anthropology in Action, 2017. « The Role of Anthropology in an Ebola Outbreak: Case Studies from West Africa », 24, 2,

<https://www.berghahnjournals.com/abstract/journals/aia/24/2/aia.24.issue-2.xml>

ASSOCIATION MÉDICALE MONDIALE, 2013. *Déclaration d'Helsinki. Recherche médicale impliquant des sujets humains*, <https://www.wma.net/fr/ce-que-nous-%20faisons/ethique/declaration-dhelsinki/>.

BARBOT J. & DODIER N., 2015. « Face à l'extension des indemnisations non judiciaires. Le cas des victimes d'un drame de santé publique », *Droit et société*, 89, 1, 89-103

BOLTEN C. E., 2014. « Articulating the Invisible: Ebola Beyond Witchcraft in Sierra Leone », *Cultural Anthropology*. <https://culanth.org/fieldsights/596-articulating-the-invisible-ebola-beyond-witchcraft-in-sierra-leone>.

BOUMANDOUKI P., FORMENTY P., EPELBOIN A., CAMPBELL P., ATSANGANDOKO C., ALLARANGAR Y., *et al.*, 2005. « Prise en charge des malades et des défunts lors de l'épidémie de fièvre hémorragique due au virus Ebola d'octobre à décembre 2003 au Congo », *Bulletin de la Société de Pathologies Exotiques*, 98, 3, 218-223

Bulletin de la Société de Pathologie Exotique, 2016. « Retour d'expérience sur l'épidémie de maladie à virus Ebola en Afrique de l'Ouest », T 109-4

BUREAU E. & HERMANN-MESFEN J., 2014. « Les patients contemporains face à la démocratie sanitaire », Introduction au dossier, *Anthropologie & Santé*, Revue internationale francophone d'anthropologie de la santé, 8 <http://journals.openedition.org/anthropologiesante/1342>.

CEI, CCDE, 2015. « Du VIH à Ebola, réflexions éthiques sur la recherche en santé dans les pays du "Sud" et propositions de l'Inserm et de l'IRD », Note conjointe du comité d'éthique de l'Inserm et du comité consultatif de déontologie et d'éthique de l'IRD, 32 p., <http://www.ird.fr/content/download/223169/3396445/version/1/file/Note+Ethique+Recherche+au+Sud+INSERM+IRD+2+juin+2015.pdf>.

CLARK D. V., KIBUUKA H., MILLARD M., WAKABI S., LUKWAGO L., TAYLOR A., *et al.*, 2015. « Long-term sequelae after Ebola virus disease in Bundibugyo, Uganda: a retrospective cohort study », *Lancet Infect Diseases*, 15, 8, 905-912

Consortium ça suffit ring vaccination trial, 2015. « The ring vaccination trial: a novel cluster randomised controlled trial design to evaluate vaccine efficacy and effectiveness during outbreaks, with special reference to Ebola », *British Medical Journal*, 351, h3740

Cultural Anthropology, 2014. « Ebola in Perspective », <http://www.ebolaweb.org/?p=1>

DESCLAUX A. & SOW K., 2015. « "Humaniser" les soins dans l'épidémie d'Ebola ? Les tensions dans la gestion du care et de la biosécurité dans le suivi des sujets contacts au Sénégal », *Anthropologie & Santé Revue internationale francophone d'anthropologie de la santé, 5,* <http://anthropologiesante.revues.org/1751>.

DESCLAUX A. & DEFFO M., 2016. Ethics in surveillance: 'humanisation' of burials, as embodied by volunteers and anthropologists in Guinea. Workshop « Ebola in an anthropological perspective », University of Njala (Sierra Leone), September 25th-27th, 2016

DESCLAUX A., DIOP M. & DOYON S., 2017. « Peur et confinement. Perceptions du suivi des contacts et effets sociaux au Sénégal et en Guinée », *in* HOFMAN & AU (EDS) *La politique de la peur : MSF et l'épidémie d'Ebola en Afrique de l'ouest*, La renaissance du livre, Waterloo, p. 277-306

DESCLAUX A. & TOURÉ A., 2018. « L'ambivalence des médicaments. Un « traitement qui tue » dans les Centres de Traitement Ebola (Guinée, 2014-16) », in BAXERRES C, MARQUIS C. (eds) *Regulations, Markets, Health : questioning current stakes of pharmaceuticals in Africa Proceedings*. Ouidah, Benin: Institut de Recherche pour le Développement and Université Abomay-Calavi and Noguchi Memorial Institute for Medical Research, p. 157-162

DESCLAUX A., MALAN M. S., EGROT M., SOW K. *et al.* 2019. « Surveillance in the field: Over-identification of Ebola suspect cases and its contributing factors in West African at-risk contexts », *Global Public Health*, 14, 5, 709-721

DIXON M. G., TAYLOR M. M., DEE J., HAKIM A., CANTEY P., LIM T., *et al.*, 2105. « Contact Tracing Activities during the Ebola Virus Disease Epidemic in Kindia and Faranah, Guinea, 2014 », Emerging Infectious Diseases, 21, 11, p. 2022-2018

DOUMBOUYA O. S., 2008. *La situation sociale des femmes en Guinée : De la période précoloniale jusqu'à nos jours*, Paris, L'Harmattan

EGROT M., HOUGNIHIN R., MADINDÉ J., 2019. « Les villes en Afrique à l'épreuve des épidémies : vie sociale d'un centre de traitement d'Ebola à Cotonou au Bénin ». *comm. orale*, coll. *La crise en ville, PSIP Dynamiques urbaines et développement durable*, IRD, Agence française de développement, Paris, 1 et 2 juill. 2019

EPELBOIN A., 2014. *Approche anthropologique de l'épidémie de FHV Ebola 2014 en Guinée Conakry*, Paris, OMS, CNRS, 34 p. <hal-01090291>

EPELBOIN A., 2014. *Ebola en Guinée*, hôpital sécurisé par MSF, Guékédou, avril 2014, 31 mn. CNRS-MNHN Paris, ministère de la Santé publique de Guinée, MSF et OMS,
<https://www.canal-u.tv/video/smm/ebola_en_guinee_conakry_hopital_securise_par_msf_gueckedou_avril_2014.14673>
<https://www.canal-u.tv/auteurs/epelboin_alain>

ETARD J.-F., SOW M. S., LEROY S., TOURÉ A., TAVERNE B., KEITA A. K., *et al.*, 2017. « Multidisciplinary assessment of post-Ebola sequelae in Guinea (Postebogui): an observational cohort study », *The Lancet Infectious Diseases*, 17, 5, 545-552

EVANS D. (éd.), 2014. « The Economic Impact of the 2014 Ebola Epidemic: Short and Medium Term Estimates for West Africa », *The World Bank Group*, October 7, 74 p. <https://openknowledge.worldbank.org/handle/10986/20592>

FAIRHEAD J., 2016. « Understanding Social Resistance to the Ebola Response in the Forest Region of the Republic of Guinea: An Anthropological Perspective », *African Studies Review*, 59, 3, 7-31

FAYE O., BOËLLE P.-Y., HELEZE E., FAYE O., LOUCOUBAR C., MAGASSOUBA N. *et al.*, 2015. « Chains of transmission and control of Ebola virus disease in Conakry, Guinea, in 2014: an observational study », *The Lancet Infectious Diseases*, 15, 3, 320-326

FAYE S. L., 2015. « L'"exceptionnalité" d'Ebola et les "réticences" populaires en Guinée-Conakry : Réflexions à partir d'une approche d'anthropologie symétrique », *Anthropologie & Santé*, Revue internationale francophone d'anthropologie de la santé, 11, <http://journals.openedition.org/anthropologiesante/1796>

FORMENTY P, EPELBOIN A, ALLARANGAR Y, LIBAMA F, BOUMANDOUKI P, KONÉ L, *et al.* 2005. « Séminaire de formation des formateurs et d'analyse des épidémies de fièvre hémorragique due au virus Ebola en Afrique centrale de 2001 à 2004. Brazzaville, République du Congo, 6-8 avril 2004 », *Bulletin de la Société de Pathologies Exotiques,* 98, 3, 244-254

FORMENTY P., LIBAMA F., EPELBOIN A., ALLARANGAR Y. *et al.*, 2003. « L'épidémie de fièvre hémorragique à virus Ebola en République du Congo, 2003 : une nouvelle stratégie ? », *Médecine Tropicale*, 63, 291-295

FRIBAULT M., 2015. « Ebola en Guinée : violences historiques et régimes de doute », *Anthropologie & Santé*, *Revue internationale francophone d'anthropologie de la santé*, 11, <https://anthropologiesante.revues.org/1761>

GHINAI I., WILLOTT C., DADARI I., LARSON H. J., 2013. « Listening to the rumours: What the northern Nigeria polio vaccine boycott can tell us ten years on », *Global Public Health*, 8, 10, 1138-1150

GOFFMAN E, 1974. *Stigmate : les usages sociaux des handicaps*, Paris, Éditions de Minuit

HENAO-RESTREPO A. M., CAMACHO A., LONGINI I. M., WATSON C. H., EDMUNDS W. J., EGGER M., *et al.*, 2017. « Efficacy and effectiveness of an rVSV-vectored vaccine in preventing Ebola virus disease: final results from the Guinea ring vaccination, open-label, cluster-randomised trial (Ebola Ça Suffit!) », *Lancet*, 389, 10068, 505-518

Heritier F., 1994. *Les deux sœurs et leur mère. Anthropologie de l'inceste*, Odile Jacob

Hewlett B. S. & Hewlett B. L.. 2007. *Ebola, Culture and Politics: The Anthropology of an Emerging Disease*, 1re éd., Belmont, CA, Cengage Learn

Hewlett B. S., Amola R. P., 2003. « Cultural Contexts of Ebola in Northern Uganda », *Emerging Infectious Diseases,* 9, 10, 1242-1248

Hewlett B. S., Epelboin A., Hewlett B. L., Formenty P., 2005. « Medical anthropology and Ebola in Congo: cultural models and humanistic care », *Bulletin de la Société de Pathologies Exotiques*, 98, 230-236

Hofman M. & Au S.(Eds), 2017. *La politique de la peur : MSF et l'épidémie d'Ebola en Afrique de l'Ouest*, La Renaissance du livre, Waterloo

Humanitaire, 2014. « Épidémies : ce qu'Ebola nous dit », 40. < https://journals.openedition.org/humanitaire/3100>

Jarrett C., Wilson R., O'Leary M., Eckersberger E., Larson H. J., 2015. « Strategies for addressing vaccine hesitancy : A systematic review », *Vaccine*, 33, 34, 4180-4190

Keita M. M., Taverne B., Savané S. S., March L., Doukoure M., Sow M. S., *et al.*, 2017. « Depressive symptoms among survivors of Ebola virus disease in Conakry (Guinea): preliminary results of the PostEboGui cohort », *BMC Psychiatry*, 17, 1, 127, <http://www.readcube.com/articles/10.1186/s12888-017-1280-8>

Keïta M., Conté F., Diallo B., Lufwa D., Katomba J., Snacken R., *et al.*, 2017. « Lessons learned by surveillance during the tail-end of the Ebola outbreak in Guinea, June-October 2015: a case series », *BMC Infectious Diseases*, 17, 304, <https://www.ncbi.nlm.nih.gov/pmc/articles/PMC5404295/>

Kielmann K. & Cataldo F., 2010. « Tracking the rise of the "expert patient" in evolving paradigms of HIV care », *AIDS Care*, 22, sup1, 21–28

Lado M., Walker N. F., Baker P., Haroon S., Brown C. S., Youkee D., *et al.*, 2015. « Clinical features of patients isolated for suspected Ebola virus disease at Connaught Hospital, Freetown, Sierra Leone: a retrospective cohort study », *The Lancet Infectious Diseases*, 15, 9, 1024-1033

Lau M. S. Y., Dalziel B. D., Funk S., McClelland A., Tiffany A., Riley S. *et al.*, 2017. « Spatial and temporal dynamics of superspreading events in the 2014–2015 West Africa Ebola epidemic », *Proceedings of the National Academy of Sciences,* 114, 9, 2337-2342

Limn, 2015, « Ebola's Ecologies », 5, <https://limn.it/issues/ebolas-ecologies/>

Longuet C., 2014. *Ebola : journal de bord de Christophe Longuet en Guinée*, nº 2, <http://www.globe-network.org/fr/actualites-et-evenements/actualites/journal-de-bord-de-christophe-longuet-en-guinee>

MANCA M. C., 2017. « "Yassaba" or the Fear of Being Abandoned: Adapting Health-promotion Messages to Incorporate Local Meanings in Guinée Forestière », *Anthropology in Action*, 24, <https://www.scilit.net/article/046c43237fbd6c45ba755ed1053fd795>

MASSE, R., 2003. *Ethique et santé publique. Enjeux, valeurs et normativité*, Québec: Les Presses de l'universite Laval

MCGOVERN M., 2012. *Unmasking the State : Making Guinea Modern*, University of Chicago Press, Chicago

MIGLIANI R., 2014. *Situation de l'épidémie de fièvre hémorragique à virus Ebola en Guinée, 6 novembre 2014.*

MIGLIANI R., 2015. *Situation de l'épidémie de fièvre hémorragique à virus Ebola en Guinée, 27 décembre 2015.*

MIGLIANI R., KEITA S., DIALLO B., MESFIN S., PEREA W. A., DAHL B., *et al.*, 2016. « Aspects épidémiologiques de la maladie à virus Ebola en Guinée (décembre 2013-avril 2016) », *Bulletin de la Société de pathologie exotique*. 109, 4, 218-235

MINOR O. M., 2017. « Ebola and Accusation: Gender Dimensions of Stigma in Sierra Leone's Ebola Response », *Anthropology in Action*, 24, 2, 25-35

MORAN M. H., 2017. « Missing Bodies and Secret Funerals: The Production of « Safe and Dignified Burials » in the Liberian Ebola Crisis », *Anthropological Quarterly*, 90, 2, 399-421

MORIN C., BOST I., MERCIER A., DOZON J.-P., ATLANI-DUAULT L., 2018. « Information Circulation in times of Ebola: Twitter and the Sexual Transmission of Ebola by Survivors », *PLoS Currents*, 10. <10.1371/currents.outbreaks.4e35a9446b89c1b46f8308099840d48f>

MOULIN A. M. (éd.), 2015. *Autour du virus Ebola, Anthropologie & Santé*, <doi :10.4000/anthropologiesante.1751>

MOULIN A. M., 2016. « « Back to the Future ». Les essais vaccinaux contre Ebola, au regard de l'histoire des résistances à l'immunisation ». *Bulletin de la Société de Pathologie Exotique*. 109, 4, 287-295

MSF, 2015. *Poussés au-delà de nos limites. Une année de lutte contre la plus vaste épidémie d'Ebola de l'Histoire*. 34 p. < https://www.msf.fr/sites/default/files/2018-03/msf_ebolareport_fr-def.pdf,>

MUOGHALU I.-S., MOSES F., CONTEH I., SWARAY P., AJUDUA A., NORDSTRÖM A. ? 2017. « The Transmission Chain Analysis of 2014–2015 Ebola Virus Disease Outbreak in Koinadugu District, Sierra Leone: An Observational Study », *Frontiers in Public Health*, 5, 160, <https://www.ncbi.nlm.nih.gov/pmc/articles/PMC5502283/>

ODLUM M. & YOON S., 2015. « What can we learn about the Ebola outbreak from tweets? », *American Journal of Infection Control*, 43, 6, 563-571

OLIVIER DE SARDAN J.-P. & JAFFRE Y., 2003. *Une médecine inhospitalière : les difficiles relations entre soignants et soignés dans cinq capitales d'Afrique de l'Ouest*, Paris, Karthala

OLIVIER DE SARDAN J.-P., 1995. *Anthropologie et développement : essai en socio-anthropologie du changement social*, Paris, Karthala-Apad

OMS, 2014. *Flambées épidémiques de maladie à virus Ebola et Marburg: préparation, alerte, lutte et évaluation*, version intermédiaire 1.2, Genève : OMS, 122 p., <http://who.int/csr/disease/ebola/manual_EVD/fr/>.

OMS, 2014-a. *Comment inhumer sans risque et dans la dignité les personnes décédées de maladie à virus Ebola suspectée ou confirmée*, Recommandations transitoires, oct. 2014, 17 p.

OMS, 2014-b. *Prise en charge clinique des cas de fièvre hémorragique virale*, Guide de poche pour l'agent de santé en première ligne, 30 mars 2014, 104 p.

OMS, 2015. Les programmes de vaccination sont de plus en plus confrontés aux hésitations de la population, communiqué de presse, <http://www.who.int/fr/news-room/detail/18-08-2015-vaccine-hesitancy-a-growing-challenge-for-immunization-programmes>

OMS, 2018. Lignes directrices pour la gestion des questions éthiques lors des flambées de maladies infectieuses [*Guidance for managing ethical issues in infectious disease outbreaks*]. Genève, Organisation mondiale de la santé, 2018, 68 p.

OMS, 2018. *Prise en charge clinique des cas de fièvre hémorragique virale : guide de poche pour l'agent de santé de première ligne 2016*, guide d'urgence provisoire à adapter aux conditions d'exercice dans les différents pays, Genève, 207 p.

OTTENDÖRFER E., 2014. « The Fortunate Ones and the Ones Still Waiting: Reparations for War Victims in Sierra Leone », *Peace Research Institute Frankfurt* (Prif) 2014, Report, n° 129.

PROST A., 2013. « Cours sur l'Histoire sociale de la France », cité *in* AUDOIN-ROUZEAU S. & BECKER A. 2013 : p. 149.

RICHARDS P., AMARA J., FERME M. C., KAMARA P., MOKUWA E., SHERIFF A. I. *et al*. 2015. « Social pathways for Ebola virus disease in rural Sierra Leone, and some implications for containment », *PLOS Neglected Tropical Diseases*, 9, 4, e0003567

Santé publique, 2017/4. « Requestionner les approches de santé publique après Ebola », 29, <https://www.cairn.info/revue-sante-publique-2017-4.htm>

SOMPARÉ A. W., 2017. « La politique et les pratiques de santé en Guinée à l'épreuve de l'épidémie d'Ebola : le cas de la ville de Conakry », *Lien social et Politiques*, 78, 193-210 <https://www.erudit.org/fr/revues/lsp/2017-n78-lsp03015/1039345ar/>

SOW S., DESCLAUX A., TAVERNE B., Groupe d'étude PostEboGui, 2016. « Ebola en Guinée : formes de la stigmatisation des acteurs de santé survivants », *Bulletin de la Société de Pathologies Exotiques*, 109, 4, 309-313

STREEFLAND, P., A. M. CHOWDHURY & P. RAMOS-JIMENEZ. 1999. « Patterns of Vaccination Acceptance », *Social Science & Medicine* (1982), 49, 12, 1705-1716

SUBTIL F., DELAUNAY C., KEITA A. K., SOW M. S., TOURÉ A., LEROY S., *et al.*, 2017. « Dynamics of Ebola RNA Persistence in Semen: A Report From the Postebogui Cohort in Guinea », *Clinical Infectious Diseases*, 64, 12, 1788-1790

TIFFANY A., DALZIEL B. D., KAGUME NJENGE H., JOHNSON G., NUGBA BALLAH R., JAMES D. *et al.* « Estimating the number of secondary Ebola cases resulting from an unsafe burial and risk factors for transmission during the West Africa Ebola epidemic », *PLOS Neglected Tropical Diseases*, 11, 6, e0005491

TOURE A., MARCH L., SOW M. S., ETARD J. F., KPAMOU C., SAVANE I., KEITA A. K., KOIVOGUI L., BARRY M., DELAPORTE E., POSTEBOGUI STUDY GROUP (France & Guinea). Long term evolution of the clinical complications of ebola virus disease: Results of the Postebogui cohort. 10thEuropean Congress of Tropical Medicine and International Health, Antwerp, Belgium, October 16-20, 2017

UNDP, 2014. *L'impact socio-économique de la maladie à virus Ebola en Guinée, au Libéria et en Sierra Leone*. Regional Bureau for Africa. Notes d'orientation n° 1 à 5, 46 p.

VAN DER LEEUW G., 1948. *La religion dans son essence et ses manifestations, Phénoménologie de la religion*, Payot, Lausanne

WHO, 2015. « Ebola Situation Report », 25 February 2015.

WHO, 2016. Clinical care for survivors of Ebola virus disease. Interim Guidance. 2016, p. 31, Report : WHO/EVD/OHE/PED/16.1.

WILKINSON A. & FAIRHEAD J., 2017. « Comparison of social resistance to Ebola response in Sierra Leone and Guinea suggests explanations lie in political configurations not culture », *Critical Public Health*, 27, 1, 14-27

ZEMPLENI A., 1985. « La maladie et ses causes », introduction, *L'Ethnographie*, 2, 13-44.

Lexique

CAS SUSPECT[1] : **1.** Est considéré cas suspect toute personne, vivante ou décédée, présentant ou ayant présenté une fièvre élevée à début brutal, et ayant été en contact avec : un cas suspect, probable ou confirmé d'Ebola ; un animal mort ou malade. **2.** Toute personne présentant une fièvre élevée à début brutal et au moins trois des symptômes suivants : maux de tête ; vomissements ; anorexie/perte d'appétit ; diarrhée ; fatigue intense ; douleurs abdominales ; douleurs musculaires ou articulaires ; difficultés à avaler ; difficultés à respirer ; hoquet. **3.** Toute personne présentant des saignements inexpliqués. **4.** Toute personne morte subitement et dont le décès est inexpliqué.

COMITÉ DE VEILLE SANITAIRE (villageois ou de quartier). Créés en Guinée en novembre 2014, composés de personnes influentes de chaque quartier ou village, représentant diverses catégories sociales (responsables administratifs, jeunes, femmes, religieux, guérisseurs, syndicat, etc.), ils avaient pour mission de faciliter l'identification des personnes malades et le suivi des personnes-contacts, et de sensibiliser l'ensemble de la population sur le risque épidémique et les mesures de prévention. Activité soutenue par l'OMS, l'Unicef, le Fnuap.

DÉCÈS COMMUNAUTAIRE ET ENTERREMENT COMMUNAUTAIRE. Décès au domicile de la personne malade et enterrement réalisé par les membres de la famille ou de la communauté, sans application des mesures de biosécurité.

ÉPI, ⇨ ÉQUIPEMENT DE PROTECTION INDIVIDUELLE.

---

1. OMS, 2014. *Flambées épidémiques de maladie à virus Ebola et Marburg : préparation, alerte, lutte et évaluation*, vers. interm. 1.2 [en ligne], Genève, <http://who.int/csr/disease/ebola/manual_EVD/fr/>.

ÉQUIPEMENT DE PROTECTION INDIVIDUELLE (EPI). Dispositif vestimentaire permettant de protéger un individu contre un risque de contamination infectieux. Dans le cas de la maladie à virus Ebola, cet équipement comprend par dessus une tenue de travail (pantalon et casaque de chirurgien) et des bottes en caoutchouc, le port d'une blouse, d'un masque respiratoire, de lunettes ou d'un écran facial, une coiffe couvrant la tête et le cou, un tablier, deux paires de gants. L'habillage nécessite l'aide d'un opérateur dont le rôle est aussi de vérifier l'intégrité du dispositif. La chaleur sous cet habillement est rapidement inconfortable, la durée maximale recommandée de port de l'équipement est de 45 minutes. Le déshabillage, après un temps de travail auprès de personnes malades, nécessite l'application d'un protocole strict, sous surveillance, et avec de multiples aspersions de désinfection.

PERSONNE-CONTACT D'UN CAS D'EBOLA (OMS, 2014). Est considérée personne-contact toute personne ne manifestant pas de signe de la maladie mais qui a été en contact avec un cas suspect, probable ou confirmé d'Ebola selon au moins une des modalités suivantes : a dormi dans le même foyer que le cas, a eu un contact physique direct avec le cas (vivant ou décédé) pendant sa maladie, a eu un contact physique direct avec le cas (décédé) pendant les funérailles, a eu un contact direct avec le sang ou les fluides corporels du cas pendant sa maladie, a eu un contact direct avec les vêtements ou le linge du patient, a été allaité au sein d'un cas (pour un bébé). À condition que cette exposition ait eu lieu moins de 21 jours avant l'identification comme contact par les équipes de surveillance.

PROMOTEUR DE LA SANTÉ (*HEALTH PROMOTERS*, « HP »). Personnel de mobilisation sociale chargé d'informer la population afin de favoriser la compréhension des messages sanitaires et faciliter l'acceptation des mesures de santé publique. Ils interviennent en tant que médiateurs afin de promouvoir le dialogue entre les acteurs de la santé et la population. Les équipes sont constituées par du personnel local qui doit maitriser les langues et les usages sociaux, ils reçoivent une formation préalable sur les principaux aspects de la maladie et de l'épidémie devant leur permettre de répondre aux différentes questions posées par la population. Ils interviennent dans des activités d'information collective (organisation de réunion publique), lors de visites de porte-à-porte, dans le suivi des personnes-contacts en surveillance à domicile, mais aussi dans les centres de traitement Ebola.

RÉSISTANCE ET RÉTICENCE. Expressions de désapprobation associées à des manifestations de rejets plus ou moins violents des mesures et interventions sanitaires par la population, exprimant sa défiance à l'égard des activités et des acteurs de la lutte contre l'épidémie. Les manifestions les plus violentes se traduisant par l'impossibilité pour les agents sanitaires d'effectuer leurs activités ont été parfois considérées comme des actes de résistance de la population. Dans le contexte épidémique, les expressions de réticences enregistrées par les agents de santé ont donné lieu à des représentations cartographiques (« cartographie des réticences ») comparables à celles concernant la propagation de l'épidémie. Ces cartes permettaient de distinguer à partir de codes de couleurs les régions dans lesquelles aucune manifestation de réticence n'était enregistrée, de celles présentant des « réticences en cours, ou dans les 7 ou 21 jours » précédents.

RIPOSTE. La riposte est l'appellation officielle que l'OMS a donnée au dispositif de lutte contre Ebola, recouvrant l'ensemble des équipes d'intervention (acteurs internationaux, humanitaires, locaux) engagées sur le terrain pour mener les activités de gestion de l'épidémie (FAYE, 2015). Ce vocabulaire martial, indépendamment d'une réelle militarisation de la lutte contre l'épidémie, fait écho à diverses formes de personnification de l'épidémie ou du virus considéré comme un ennemi porteur d'intentions néfastes.

THERMOFLASH®. Nom commercial d'un thermomètre médical permettant une mesure de la température corporelle par un capteur infrarouge sans contact entre l'appareil et la personne dont la température est mesurée.

TABLE DES MATIÈRES

Structures éditoriales du groupe L'Harmattan

L'Harmattan Italie
Via degli Artisti, 15
10124 Torino
harmattan.italia@gmail.com

L'Harmattan Hongrie
Kossuth l. u. 14-16.
1053 Budapest
harmattan@harmattan.hu

L'Harmattan Sénégal
10 VDN en face Mermoz
BP 45034 Dakar-Fann
senharmattan@gmail.com

L'Harmattan Cameroun
TSINGA/FECAFOOT
BP 11486 Yaoundé
inkoukam@gmail.com

L'Harmattan Burkina Faso
Achille Somé – tengnule@hotmail.fr

L'Harmattan Guinée
Almamya, rue KA 028 OKB Agency
BP 3470 Conakry
harmattanguinee@yahoo.fr

L'Harmattan RDC
185, avenue Nyangwe
Commune de Lingwala – Kinshasa
matangilamusadila@yahoo.fr

L'Harmattan Congo
67, boulevard Denis-Sassou-N'Guesso
BP 2874 Brazzaville
harmattan.congo@yahoo.fr

L'Harmattan Mali
Sirakoro-Meguetana V31
Bamako
syllaka@yahoo.fr

L'Harmattan Togo
Djidjole – Lomé
Maison Amela
face EPP BATOME
ddamela@aol.com

L'Harmattan Côte d'Ivoire
Résidence Karl – Cité des Arts
Abidjan-Cocody
03 BP 1588 Abidjan
espace_harmattan.ci@hotmail.fr

L'Harmattan Algérie
22, rue Moulay-Mohamed
31000 Oran
info2@harmattan-algerie.com

L'Harmattan Maroc
5, rue Ferrane-Kouicha, Talaâ-Elkbira
Chrableyine, Fès-Médine
30000 Fès
harmattan.maroc@gmail.com

Nos librairies en France

Librairie internationale
16, rue des Écoles – 75005 Paris
librairie.internationale@harmattan.fr
01 40 46 79 11
www.librairieharmattan.com

Librairie l'Espace Harmattan
21 bis, rue des Écoles – 75005 paris
librairie.espace@harmattan.fr
01 43 29 49 42

Lib. sciences humaines & histoire
21, rue des Écoles – 75005 paris
librairie.sh@harmattan.fr
01 46 34 13 71
www.librairieharmattansh.com

Lib. Méditerranée & Moyen-Orient
7, rue des Carmes – 75005 Paris
librairie.mediterranee@harmattan.fr
01 43 29 71 15

Librairie Le Lucernaire
53, rue Notre-Dame-des-Champs – 75006 Paris
librairie@lucernaire.fr
01 42 22 67 13

www.ingramcontent.com/pod-product-compliance
Lightning Source LLC
LaVergne TN
LVHW010948061026
849535LV00006B/1624